本学术著作获江西理工大学优秀学术著作出版基金资助

欠发达地区新型农村合作医疗制度：困境、诱因与机制设计

吴雯雯　蒋翠珍　著

经济科学出版社

图书在版编目（CIP）数据

欠发达地区新型农村合作医疗制度：困境、诱因与机制设计／吴雯雯，蒋翠珍著．—北京：经济科学出版社，2015.12

ISBN 978－7－5141－6343－8

Ⅰ．①欠…　Ⅱ．①吴…②蒋…　Ⅲ．①不发达地区－农村－合作医疗－医疗保健制度－研究－中国　Ⅳ．①R197.1

中国版本图书馆 CIP 数据核字（2015）第 292996 号

责任编辑：侯晓霞
责任校对：徐领柱
责任印制：李　鹏

欠发达地区新型农村合作医疗制度：困境、诱因与机制设计
吴雯雯　蒋翠珍　著
经济科学出版社出版、发行　新华书店经销
社址：北京市海淀区阜成路甲 28 号　邮编：100142
教材分社电话：010－88191345　发行部电话：010－88191522
网址：www.esp.com.cn
电子邮件：houxiaoxia@esp.com.cn
天猫网店：经济科学出版社旗舰店
网址：http：//jjkxcbs.tmall.com
北京季蜂印刷有限公司印装
710×1000　16 开　11.5 印张　200000 字
2015 年 12 月第 1 版　2015 年 12 月第 1 次印刷
ISBN 978－7－5141－6343－8　定价：35.00 元
（图书出现印装问题，本社负责调换。电话：010－88191502）

前　言

本书受到江西理工大学优秀学术著作出版基金及2015年江西省社科规划课题“基于SDA分解技术的欠发达地区新农合医疗制度费用控制机制研究”（编号15YD024）的资助。

新型农村合作医疗制度推广以来，农民“因病致贫”、“因病返贫”现象得到有效缓解，医疗负担得以减轻，新农合在农民抵御重大疾病风险，减轻农民医疗负担方面扮演着越来越重要的角色。然而，欠发达地区由于经济发展水平较低、财政支持能力有限，新农合制度实施中面临着更多的挑战。本书旨在探讨欠发达地区新农合制度存在的问题及解决措施，以期完善我国新农合制度。

我国新型农村合作医疗制度发展迅猛，参合率大幅度提升。2004~2013年，我国参合人数从0.80亿人增加到8.02亿人，参合率从75.2%提高到98.7%，补偿受益人次增长超过20倍，达19.42亿人次。与此同时，这期间我国新农合人均筹资水平增长7倍，基金支出规模增长超过100倍。

我国欠发达地区新农合制度不仅面临着人均筹资水平较低，参合农民缴费比例偏高、基金使用率低、受益水平低，农民参合意识薄弱，医疗服务设施落后，组织管理功能不强等一系列问题，还存在着诸如自愿原则导致欠发达地区更容易出现逆向选择、逆向转移支付问题，以大病统筹为主更容易影响欠发达地区参合农民的积极性、高管理成本更容易挫伤欠发达地区基层政府积极性，补偿机制、农民健康意识更容易导致参合者受益程度不高等困境，我们应对欠发达地区新农合制度进行深入分析，完善机制，使其能更好地为参合农民的医疗健康保驾护航。

针对江西省展开的个案调研发现，欠发达地区新农合存在参保费用增长过快、基金使用难以把握、监督体系仍不完善、信息化管理滞后、费用控制机制存在问题等问题，应加大政府的投入力度、降低农民的缴纳金额，制定合理的补偿机制、提高基金的有效利用，构建有效的监督机制、保证农民的监督权力，建立科学的信息系统、提升基层的管理水平。

新农合医疗费用的快速增长引起了学术界的广泛关注。利用江西省87个县2008～2010年数据，基于SDA结构分解方法将新农合费用增长分解为规模效应、流动效应以及费用膨胀效应，对新农合医疗费用增长的动因及其一般规律进行分析。研究发现，2009年江西省新农合费用增长主要是因为新增住院次数的增加，反映出医疗需求的释放；2010年住院费用大幅上涨则更多体现在流动效应和费用膨胀效应的增加，反映出参合农民医疗需求层次的提高；收入水平、次均住院费用大小及其偏离度是影响新农合费用增长结构的主要因素。本书结论表明，现阶段新农合医疗费用控制制度应体现差异化，县级医疗重在费用控制，乡级医疗重在提升服务水平和医疗质量。

在此基础上，基于新农合运行机制的定性分析和面板数据模型的实证研究，本书讨论了新农合费用快速增长的原因。研究发现，新农合医疗费用快速增长的根源在于费用控制机制在重心定位、支付方式选择、监管主体能力等方面存在先天不足；重塑新农合费用控制机制应实现控制重心由新农合经办机构向医疗服务提供方转移，支付方式由后付制向预付制、混合制转变，监管手段由依附式被动手动审核向独立化主动信息预警系统过渡，医疗机构管理模式由僵化的行政式管理向重差异重竞争的市场化管理方式演变。

新农合信息系统能够优化服务网络，简化报销程序；实现“无纸化”办公，降低工作成本；利用信息管理系统网上监控，保障新农合资金安全。当前欠发达地区应该加强网络建设，保证软、硬件平台，建立统一信息平台和数据库，加强领导，统筹规划，建设一支务实、高效的新农合信息管理人员队伍。

本书从新农合基金的筹资机制、基金的使用、基金监管及运行过程中存在潜在风险等方面分析了现阶段我国新型农村合作医疗基金运行中存在的问题。并结合实际情况，从完善多元化的筹资渠道；规范基金使用范围；全方位加强新农合基金监管；规避基金运行风险等方面给出了相应解决对策。只有不断总结新农合基金运行中的经验、教训，才能保证国家这项惠农工程真正落到实处。

解决欠发达地区新农合制度实施过程中存在的问题，要从政府投入、机制建设以及管理手段入手，聚焦在减少参合农民的参合成本，提高筹资水平和报销比例，并以信息化程度的提高实现医疗过程透明化，增强资金使用效率。具体来说，降低农民缴纳金额，适当提高政府补助标准；合理调整统筹补偿方案，提高基金的使用效益；全面实施大病保险制度；完善支付方式改革；推动建立分级诊疗制度；构建有效的监督机制，保证农民的监督权；建立科学的信息系统，提升基层的管理水平力。

吴雯雯　蒋翠珍

2015年12月

目　录

第1章 导　论

1.1 研究背景及意义

改革开放以来，我国广大农民生活水平有了较大的改善和提高，但与城市相比，农村地区，尤其是欠发达农村地区“因病致贫”、“因病返贫”的现象时有发生。2000年世界卫生组织在对191个会员国进行的医疗卫生公平性评价中，中国排在倒数第4位，绝大多数农村人口失去医疗保障是重要原因[①]。以江西省为例，2002年江西省农村卫生投入1857.29万元，占全省卫生总投入的24%，也就是说，农村人口占总人口的70%以上，农村卫生投入占卫生总投入的比重却不足1/4，农民基本医疗卫生服务得不到保障。健康是农民从事其他一切活动的根本，不解决农民的健康问题，就不可能从根本上解决农村、农业和农民问题，就不可能有国家的稳定和全面进步。

在此背景下，为了促进社会公平、构建和谐社会和实现五个统筹发展的目标，2002年全国农村卫生工作会议上通过的《中共中央、国务院关于进一步加强农村卫生工作的决定》中提出建立新型农村合作医疗制度，2003年10月中国政府在全国农村因地制宜地开展了新型农村合作医疗制度试点工作。

新型农村合作医疗（以下简称“新农合”）制度是由政府组织、引导、支持，农民自愿参加，个人、集体和政府多方筹资，以大病统筹为主的互助共济的农民医疗保障制度。制度推广以来，农民“因病致贫”、“因病返贫”现象得到有效缓解，医疗负担得以减轻。2014年，新农合参合率继续维持在95%以上，各级财政对新农合人均补助达320元。参合农民的报销比例政策范围内门诊达50%，住院达75%。在基本医保的基础上又开始推进大病保险，共有97亿元报销金额，115万人次受益。新农合在农民抵御重大疾病风险，减轻农

① 卫生部统计信息中心. 中国卫生服务调查研究：第三次国家卫生服务调查分析报告［M］. 中国协和医科大学出版社，2004.

民医疗负担方面扮演着越来越重要的角色。

由于新农合制度起步较晚，尚处于探索阶段，因此，在制度实施过程中还存在一些问题。尤其是欠发达地区，经济发展水平较低、财政支持能力有限，新农合制度实施困难更大。然而新农合制度的初衷正是为了保障广大农民，特别是低收入农民的医疗需求权益，因此，探讨欠发达地区新农合制度存在的问题及解决措施，对于完善我国新农合制度具有十分重要的意义。

1.2 相关概念界定

1.2.1 欠发达地区

发达与欠发达是一对相对的、动态的概念，尚没有绝对的判断标准，对地区发达程度的界定随着时代的变动，其内容和方法也在不断更新。一般来说，欠发达地区通常是指人均国内生产总值、人均财政收入、农民人均纯收入三项主要经济指标均低于全国平均水平、发达程度低或发展不充分的地区（吴照云，2001）。目前我国划分区域发展水平的方法主要有：一是地理划分法，即按“七五”计划对全国经济地带所做出的划分；二是经济划分法，即根据人均国民收入、各地区域城镇居民家庭平均每人可支配收入和各地区农民家庭平均每人纯收入这三项重要经济指标来划分我国地区的发展程度；三是根据地区经济发展评价指标对地区发达程度进行界定。

王雷（2006）在此基础上，采用经济发展、收入状况、工业化、城市化、市场化、开放程度、教育、健康、投资、财政、通信、基础设施以及可持续发展等21个指标，并选取三年（2001~2003年）的数据对我国地区的发达程度进行聚类分析，具体划分见表1－1。

表1－1　　　　我国地区发达程度划分

划分	具体省份
发达地区	上海、北京、天津
较发达地区	广东、江苏、浙江、福建、山东
欠发达地区	河北、山西、辽宁、吉林、黑龙江、安徽、江西、河南、湖北、湖南、广西、海南、重庆、四川
落后地区	内蒙古、贵州、云南、陕西、甘肃、青海、宁夏、新疆、西藏

鉴于该划分过程中指标选取的全面性，聚类结果的解释性较强，本书在欠发达地区的界定上采用王雷的划分。

1.2.2 新型农村合作医疗制度

2002年10月，中共中央、国务院下发了《关于进一步加强农村卫生工作的决定》（简称《决定》）。《决定》提出，在今后的8年时间内，要建立以“大病统筹”为主的“新型”农村合作医疗制度和医疗救助制度。2003年1月，国务院办公厅转发卫生部等部门的《关于建立新型农村合作医疗制度的意见》中进一步指出：“新型农村合作医疗制度是由政府组织、引导、支持，农村自愿参加，个人、集体和政府多方筹资，以大病统筹为主的农民医疗互助共济制度。”也就是说，新型农村合作医疗是一种政府组织扶持、农民互助共济的大病统筹基金制度，其政策目标是减少农村居民因病致贫和因病返贫现象。

与我国传统农村合作医疗相比，新型农村合作医疗制度在目的、目标、管理体制等方面存在明显差异，如表1－2所示。

表1－2 新型农村合作医疗与传统合作医疗的异同点比较

项目		传统合作医疗	新型农村合作医疗
目的		重点解决农民小病小伤	重点解决农民的“因病致贫”、“因病返贫”问题
管理体制		对县及县以上管理组织的设置没有明确要求 乡级管理者与服务提供者多位一体	省、地级人民政府成立相关部门组成的新型农村合作医疗协调小组 县级人民政府成立有关部门和农民代表参加的新型农村合作医疗管理委员会，下设经办机构（一般设于卫生行政部门内），其人员和工作经费列入同级财政预算 乡（镇）可设派出机构（人员）或委托有关机构管理
筹资	原则	以个人投入为主，集体扶持，政府适当支持	个人缴费、集体扶持和政府资助相结合
	数额	以农民个人筹资为主，集体经济适当扶持，政府财政很少支持	农民个人交纳数额年人均不低于10元；地方各级财政资助总额年人均不少于10元；中央财政（对中西部地区）支持年人均10元
	管理制度	以收定支、收支平衡，略有节余，专款专用	按照以收定支，收支平衡和公开、公平、公正原则进行管理，在银行专户存储，封闭运行
举办层次		多为村办村管、村办乡管或乡办乡管	以县（市）为单位进行统筹

续表

项目	传统合作医疗	新型农村合作医疗
补偿模式	没有硬性规定	主要补助小额医疗费用或住院医疗费用有条件的地方，可实行大额医疗费 用补助与小额医疗费用补助相结合的办法对年内没有享受补偿者安排一次常规性体检
监督体制	要加强合作医疗的科学管理和民主监督，使农民真正受益	强调农民的参与权、知情权和监督权 县级成立由有关部门和农民代表参加的监督委员 县级新型农村合作医疗委员会定期向监督委员会和同级报告工作 审计部门定期对基金收支和管理进审计

资料来源：吴敏娟．欠发达地区新型农村合作医疗制度研究——以松阳县为例［D］．浙江师范大学硕士学位论文，2008.

1.3 文献回顾与述评

新型农村合作医疗制度自2003年起在全国各试点展开之后，国内外学者纷纷对不同试点的农民参合率、筹资水平、资金使用情况以及受益率等指标进行调查与分析。本节将从欠发达地区新农合制度运行状况、存在的问题以及对策建议三个方面进行梳理。

1.3.1 欠发达地区新型农村合作医疗制度运行状况

欠发达地区存在着诸如经济发展程度落后、农民收入水平偏低、农民健康意识不强，财政收入偏低等问题，新农合制度的运行也呈现与发达地区不同的特征。主要表现在以下几个方面。

1.3.1.1 农民参合率普遍偏低

新农合制度开展初期，欠发达地区农民参合率普遍较低，大多在90%以下，部分地区还不及80%。潘丽萍（2008）研究甘肃省新型农村合作医疗制度的运行情况时，发现甘肃省2006年开展新农合试点的县（市、区）达40个，覆盖农业人口近988万，实际参合人口853万，参合率为86.41%，而全国中西部的平均参合率只有79.50%。唐琳波（2008）通过调研发现湖南省2007年新型农村合作医疗实施县（市、区）新增至99个，参合农民3935.04万人，农民参合率为81.94%。同年上半年，广西壮族自治区共有2500多万农民参加新型农村合作医疗保障制度，但参合率仅有76.95%（张萍，2007）。江西省2005年的农民参合率为80.65%，2006年参合率为84.95%，2007年升至87.47%（张玉娟，2008）。虽然欠发达地区参合率有所提高，但与发达地区的农民参合率相比，依然存在一定的差距。例如，大连市旅顺口区是从2005年才开始实施新农合制度的，当年农民参合率已达94.63%，2007年升至98.19%（吕娜，2009）。山东省在新农合制度实施的第一年，农民参合率为82.07%，而2008年参合率就提高到98.19%（孙建伟，2009）。作为我国的经济中心城市——上海，参合率一直维持在较高水平，2007年就已高达99.72%（刘红梅，2008）。

1.3.1.2 人均筹资水平较低，参合农民缴费比例偏高

受制于农民收入水平和地方财政承受力，欠发达地区新农合人均筹资水平较低。例如山西省从2006年开始中央财政为每个参加新型农村合作医疗的农民每年每人补助提高到20元，山西省、市、县三级财政补助也提高到20元，农民个人缴费为10元，筹资水平由原来的31元提高到50元（尹婷婷，2007），广西邕宁区2007年等集基金只有1059.98万元，其中各级财政补助847.984万元，农民个人缴纳209.9445万元（张萍，2007）。湖南省岳阳市可筹集基金总额14452.28万元，其中农民个人缴费2862.80万元，各级财政补助资金为11802.62万元（唐琳波，2008）。从上述三地区的情况来看，虽然各级财政补助资金有所提高，但与发达地区相比，人均筹资水平仍偏低，参合农民个人出资比例较高，都接近20%。例如，大连市旅顺口区2007年人均筹资标准130元，各级财政筹资分别为50元、40元、30元、20元、10元，农民个人缴纳比例为7.69%（吕娜，2009）。山东省的人均筹资标准为87.67元/人，人均筹资100元以上的县（市、区）有26个，最高的青岛市崂山区和黄岛区高达150元（孙建伟，2009）。而上海市金山区人均筹资从2001年的98.42元增长到2007年的384元（刘红梅，2008）。

1.3.1.3 基金使用率低

新农合基金实行的是剩余滚动累积，超出财政兜底的政策，因此在基金使用方面，欠发达地区相对来说比较保守。以江西为例，2004~2008年全省新农合基金使用率平均为74.83%，少部分县统筹基金结余率达40%（王思民、叶青、朱宏，2009）。而南京市浦口区永宁镇2006年筹集合作医疗基金总额达

265.9 万元，基金的使用率达 90%（陈江，2007）。刘红梅（2008）则通过测算年增长率来说明上海市金山区合作医疗资金支出逐年增大，其中门诊补偿费用年增长率 11.70%，住院补偿费用年增长率 12.53%，参合农民住院费用人均补助为 703.6 元（唐琳波，2008）。

1.3.1.4 受益水平低

新型农村合作医疗制度参合农民的受益水平主要取决于受益率和费用补偿比这两项指标。在这方面的研究上，吕娜（2009）则发现大连市旅顺口区 2007 年新型农村合作医疗的总受益率为 32.49%，使得近 1/3 的参合农民受益。孙建伟（2009）指出山东省农民受益逐年提高，2008 年，全省共有 8888.91 万人次参合农民得到补偿，受益率为 139.81%。住院补偿万元以上的共 24266 人次，比上年增长 108.72%。这充分说明了发达地区参合农民的受益情况较好，新型农村合作医疗制度运行稳定。相反，欠发达地区参合农民的受益情况不容乐观，整体补助受益水平偏低。唐琳波（2008）指出湖南省岳阳县自 2003 年开始实施新型农村合作医疗制度以来，到 2006 年的 3 个试点县，参合农民平均受益率仅为 28.5%。2007 年又增加了 6 个县，其中原来已经试点的 3 个地区，其参合农民的受益率有了一定程度的上升，但新增的试点县（市、区）平均收益率也才为 23.26%，均低于全市和原有实施县的平均水平。而马红（2009）指出辽宁省 2008 年上半年度新农合累计受益 38423 万人次，受益率仅有 20.41%。

1.3.2 欠发达地区新型农村合作医疗制度存在问题研究

新型农村合作医疗制度无论是对经济发达地区还是欠发达地区，都大大促进了当地农村居民的生活保障水平。但是，这项惠及亿万农村人口的“民生工程”仍然存在一些缺陷，特别是在欠发达地区实施后，许多问题凸显出来，将面临更多的挑战。

1.3.2.1 农民参合意识薄弱

评价新型农村合作医疗制度的实施效果最重要的一项指标就是参合率，大部分学者都认为我国欠发达地区农民参合率偏低，而致使参合率指标低下的直接原因无疑就是农民的参合意识薄弱，不同学者又对农民参合意识薄弱进行研究，给出了不同的解释。

唐秋伟（2007）在其对我国欠发达地区新型农村合作医疗制度的研究中，指出经济发展水平低下是我国欠发达地区农民参合意识薄弱的社会根源。落后的经济状况使农民只能应付温饱，解决吃住问题才是生活的最主要目标。他们把全部积蓄用于自己家庭的伙食开支，根本没有心思去考虑自己的身体健康问题。如果有了一点积蓄，他们也会把钱当命根，舍不得花钱在疾病治疗和预防保健上，从而影响了新农合制度的顺利运行。相反，在经济较发达地区，经济发展状况良好决定了经济因素已不是影响农民参合意愿的主要因素，新型农村合作医疗补偿方式的设计是否能满足参合农民多元化的医疗卫生服务需求，渐渐地成为影响农民参加新型农村合作医疗的因素之一（吕娜，2009）。潘丽萍、唐琳波、刘春娇、马红等大部分学者认为农民参合意识薄弱的主要原因是自身保健及风险意识不强，对身体状况存在侥幸的心理，缺乏忧患意识，认为短期内预期受益水平较低甚至几乎为零，因此选择不参与新型农村合作医疗制度。

1.3.2.2 “逆向选择”问题突出

康小明（2006）在以安徽省岳西县、陕西省镇安县为个案研究贫困地区新型农村合作医疗筹资运行机制时指出，当新型农村合作医疗选择“自愿”参与的时候，由于农民缺乏风险意识、互助共济思想、保险理念等，他们不得不面临“自愿原则”与“逆向选择”的矛盾。在新型合作医疗的服务内容主要是大病的现实下，老、弱、病、残者愿意参与合作医疗，由于他们受益的概率较大，而年轻健康者参与的积极性不高，因为他们受益的概率较小，如果能把年轻健康者和老、弱、病、残者捆绑在一起，可以在一定程度上避开“逆向选择”问题。而马红（2009）也提出自己的观点，认为以大病为主的保障政策容易导致农民的“逆向选择”。自我危机意识不强的人不参保，而高危人群更愿意参保，这种逆向选择，即“选择性加入”和“选择性退出”可能会威胁新型农村合作医疗筹资的可持续性。此外，也容易导致农民为了得到补偿，选择小病大治，就医流向更倾向于高级别医疗机构，造成医疗资源一定程度上的浪费，致使“逆向选择”问题日益突出。唐秋伟（2007）从公平角度分析了政府补贴与自愿参加相结合，造成逆向转移支付，加剧了不平等性。能够参合的主要是农村相对富裕的群体，政府对其用一般性税收收入进行补贴，必然形成逆向转移支付问题，进一步加剧不平等，影响社会公平，违背了社会保障制度设计需要突出的对贫困者进行转移支付以缓解不平等的原则，农村合作医疗的性质也因此变得模糊不清。

1.3.2.3 医疗服务设施落后

农村医疗服务体系不健全，医疗服务能力差，设施落后，将直接导致新型农村合作医疗制度的保障水平有限。目前，我国医疗费用分配存在较为严重的城乡差距，农村医疗基础现状不容乐观。张萍（2007）提出自从实行医改之后，城区在医疗卫生投放方面几乎没有资金投放到农村进行医疗卫生设施的改善，这使得农村医疗卫生设施落后，条件差，引起参合农民的不满。孙建伟（2009）也表示，财政对基层卫生投入严重不足，基层卫生院自我补偿能力又较差，个别卫生院已陷入了困境。主要表现在：卫生院医疗用房奇缺，严重影响了业务开展；少数县级医疗机构医疗用房陈旧，已满足不了基本公共医疗服务要求。也正是医疗设备的简陋落后，难以满足群众的医疗服务需求，基层医疗卫生机构服务功能也渐渐弱化。而吕娜（2009）从资金流向的角度分析，资金流向街道卫生院的比例逐渐下降，显示出参合农民有向高级别医疗机构转移的趋势，参合农民在街道卫生院就诊的比例逐渐减少，表明新型农村合作医疗制度在引导参合农民合理就医方面，特别是在对基层卫生服务的利用方面，还存在一定问题。

简陋的农村医疗设施和落后的经济发展水平必然吸引不到高素质的医务人才，造成医疗卫生人员学历层次较低，从而又反过来影响了农村基层卫生机构服务功能。陈江（2007）发现，农村卫生从业人员在技术和业务能力水平上不尽如人意，在村级卫生人员中，大多数只有中学文化，基本未接受过正规的医学院或医疗机构的培训，好多是以前的“赤脚医生”的子女，只从父母那里得到一点陈旧的疾病知识和诊治方法。

所以说，我国公共卫生系统的建设依旧薄弱，在专业技术方面存在着数量不足、质量不高、结构不合理、分布不均匀的问题。再加之随着经济水平的不断提高，广大农民对医疗保健的要求越来越高，更加关心自己的健康，那么就目前的医疗服务设施已远远不能满足当地农民的需求，有待进一步加强。

1.3.2.4 组织管理功能不强

由于新型农村合作医疗的开展时间不长，而本身农村医疗保障制度又存在设计上的缺陷。在组织管理上，不少仍沿袭旧的农村合作医疗的管理模式，即粗放式管理。组织上分散、管理方法多种多样。陈江（2007）指出，南京市浦口区永宁镇的医疗卫生服务，由区医疗卫生行政部门和镇政府两方管理，这种混合交叉管理的模式不仅增加了政府的行政成本，而且大量浪费了医疗卫生资源，造成新的浪费。而唐秋伟（2007）从政府部门角色出发，分析了卫生部门职能和社会保障部门职能。他强调，卫生部门既代表农村居民购买卫生服务，又在管理或一定程度上代表了卫生服务提供者，事实上，卫生服务的提供者和医疗保障部门之间存在着一定的利益冲突，这样很容易造成卫生部门的“职能越位”；新型合作医疗制度规定卫生部门为主管部门，并把劳动与社会保障部门完全排斥在外，这就与劳动与社会保障部门的职能发生了冲突，容易造成劳动与社会保障部门在新型农村合作医疗制度的运行中“职能缺位”。如果不明确这两大部门的职能划分，提高各自的组织管理能力，那么势必会影响新型农村合作医疗当前的顺利推广和长久的健康运行。其他学者诸如张萍、康小明、张明、马红等也同样表示，合作医疗管理机构设置不合理，地方政府的权责不清楚，对定点医疗服务机构监督又不足，没有形成一套完整的管理体系，一旦出现问题容易互相推诿，致使农民出现未得到满意的服务和费用报销手续复杂等一系列问题，严重影响了农民的参合意愿，造成农民对政府管理的“信任危机”。

1.3.2.5 其他方面缺陷渐显

刘红梅（2008）在研究上海新型农村合作医疗制度时，又发现了两个问题：一是缺乏有效激励机制，二是多种医疗保障形式冲击较大。在医疗费用支付和控制上，合作医疗虽吸取了城镇医保的经验，但由于缺乏对医生和病人的激励机制，合作医疗管理机构按项目付费的后付制度容易产生诱导需求和道德风险问题，尤其对广大农民来说，卫生和健康领域的信息不对称更加严重，再加上普遍抱着“求医”的心态，习惯于被动地接受医生提供的各种医疗保健服务。于是，供方（医疗机构和医生）偏好于过度提供医疗服务，以实现个人利益最大化的“经济人”目标，造成合作医疗资金的浪费和损失。此外，镇保、居保、少儿学生医疗保障等形式的医疗保障给人们带来了更好的社会保障，是社会进步和经济发展的见证。但也因为如此，参加合作医疗的人数逐年减少，对于保险来说，最重要的原则就是“大数法则”，参保的人越多，抵抗疾病风险的能力越强。相反，镇保人员可以参加合作医疗门急诊保险对合作医疗资金运行和人员管理带来了较多不确定的制约因素。

康小明（2006）以安徽省岳西县、陕西省镇安县为个案，通过发放问卷、访谈等形式，运用公共产品理论和公共财政理论进行了贫困地区新型农村合作医疗筹资运行机制研究，从中发现流动人口的筹资越来越困难。在贫困地区，打工收入是当地农户家庭收入的大头，有大量的人在外打工。流出地的贫困县的做法上只局限多入户几次，或先垫付等人回来后收取，而对于长年全家在外的户籍还在本地的流动人口来说，知道钱要不回来就没人愿意给他们垫付。这样，农村的家乡就将他们“忽略”或“遗忘”了，而在目前的城市的基本医疗保险中，这些长期生活在城市的“农民”还没有被覆盖，他们处于“真空”区。刘春娇（2007）也同样表示，常年在外务工的人员认为在异地生病，回家乡报销手续繁杂，没有时间，干脆就不参与合作医疗。这些状况一方面降低了流出地参合率，另一方面也不利于这些流动人口的正当医疗保障权利的实现。

尹婷婷（2007）认为新型农村合作医疗资金统筹层次较低。大多数县级财政以保运转为特征，以县为统筹单位且以县财政资金到位为条件，可能出现县级财政负担太重而无力为新型农村合作医疗出资的状况，从而难以保障新型农村合作医疗制度的运行。以县为统筹单位，其参保人员有限，无法形成巨大的基金储备，一般很难达到保险运行机制的规模要求，也不能均衡小局域内的不均衡，合作医疗基金抵御风险的能力也较弱。

而张玉娟（2008）又认为新型农村合作医疗制度缺少农村医疗保险立法。没有专门的法律法规保障农村的合作医疗制度，因此农村医疗迟迟不能走上正轨。没有法律制度的保障，使得合作医疗的性质不能准确地确定下来，其在整个社会保障体系中的作用也难以定位，缺乏稳定性和持续性，容易产生混乱。农村医疗保险立法必须符合我国现阶段经济发展状况和农民需要，如果不能切实减轻农民医疗负担，以强制为原则，必然会引起农民反感。

此外，吕娜（2009）提出医疗救助体系对潜在贫困人群的弱化问题，张明（2008）提出缺乏针对全社会成员的公平医疗保障目标，区县之间缺乏分类指导，缴费义务不公平问题，张萍（2007）和贾清萍（2006）提出了合作医疗的信息化管理滞后问题等，许多学者从不同视角分析我国新型农村合作医疗制度，虽然存在许多问题，但无疑也为这项“民生工程”出谋划策，从而促进新型农村合作医疗制度的健康、持续运行，提高农民的社会保障水平。

1.3.3 欠发达地区新型农村合作医疗制度对策建议研究

欠发达地区新型农村合作医疗制度的问题日益凸显，如果不及时解决这些问题以及其存在的某些负面激励，将可能削弱这项制度的保障效力，并导致政策目标的偏离，严重影响新型农村合作医疗制度的健康运行和可持续发展。为此，国内外学者各抒己见，针对欠发达地区纷纷提出建立和完善新型农村合作医疗制度的对策，其中不外乎以下几种建议。

1.3.3.1 明确政府在新型农村合作医疗中的职责

马红（2009）认为，政府在新型农村合作医疗中应发挥制定者、管理者、监督者、基金的筹集者和各方利益的协调者等主导作用。唐琳波（2008）提出必须通过责任机制来促使各级政府重视农村合作医疗，明确政府在建立和完善新型合作医疗制度中应负的责任，要把责任分到具体的人，对没有履行好责任的人要有制约的办法，对不履行责任或没有履行好责任的政府领导，要给予严肃的处理。只有这样，各级政府才有办好合作医疗的动力。此外，她还提出政府应加大对新型农村合作医疗的有效投入。其中包括设施的资金投入、人才培养和引进的经费投入以及制度建设的财力投入三方面。在财政投入方面，张玉娟（2008）则认为我国政府应当把对新型农村合作医疗的补贴作为一项预算内财政支出，列入国民经济和社会发展计划，以保证资金的稳定性，并根据财政状况不断地增加投入。政府还应积极引导社会各界对农村合作医疗的支持，广泛吸纳各种社会慈善捐赠，以进一步提高农民的医疗保障水平。同样地，唐秋伟（2007）也赞成加大财政投入，但他更强调政府应加大对欠发达地区传统医药事业的投入。在当前欠发达地区医疗设备和技术无法立即改善的情况下，应在农村推广传统医药适用技术，充分发挥传统医药价格低廉，疗效显著的优势，使广大农民享受到基本的医疗服务，为此政府应鼓励和支持欠发达地区医务人员学习和使用传统医药技术及加大对传统医药研究的投入。热衣那·库那洪（2008）就如何加强政府职能提出自己的见解：首先，必须要加强政府监管职能，加速制度化、法制化速度，严格按规定办事，明确责任，避免一切可避免的漏洞，保证政府信誉；其次，加强经办机构能力建设，提高服务质量和效率。高素质的合作医疗的管理人员是合作医疗制度成功的关键，合作医疗管理人员的配备应本着精简、效能的原则，尽快落实人员编制，将各级经办机构人员和工作经费列入财政预算，做到有人办事、有钱办事；最后，加强对管理人员和经办人员的培训，提高他们的政策水平、管理水平。

1.3.3.2 努力提高农民参保的积极性

关于提高农民参保的积极性问题，学者们主要持两种观点：一是发展当地的经济水平；二是增强农民的参保意识。

著名心理学家马斯洛把人类的需求分为五个层次，分别为生理需要、安全需要、归属需要、尊重需要和自我实现需要。它们构成了一个有相对优势关系的等级系统，前面一种需要满足了，后一种更高层次的需要才会产生。如果一个地方的农村极度贫困，连吃饭都成问题，也就是还没有满足生理需要，那么他们就不可能会去参加属于安全需要的新型农村合作医疗。因此，不少学者认为农民参保意识与当地经济发展状况有很大的关系。其中，潘丽萍（2008）在研究甘肃省新农合制度时，建议政府要充分利用市场机制，积极引导、组织和扶持农户产业调整结构，优化农业经济结构；推进农业产业化经营和市场化经营；引进农业先进技术与生产资料，实现传统农业向现代农业的转变，传统农村向农村现代化转变；抓住机遇，加快对外开放，不断创造条件发展经济，千方百计把农民的收入搞上去。张德亮（2007）则提出要充分利用新农村建设的契机，着力培养有文化、懂技术、会经营的新型农民，积极鼓励有一定市场经验、技术、资金积累的外出务工人员回乡创业，利用地区优势发展特色经营，为农村创造多产业增收渠道，形成优势互补，区域特征明显的特色新农村。这都表明，只有通过走活经济社会发展的整盘棋，让广大农民群众满足了生理需要，那么接下去的安全需要就指日可待，农民参保的积极性必将大大提高。

然而，有些学者却认为提高农民参保的积极性关键在于增强农民的参保意识。因此，他们在建议完善新型农村合作医疗制度措施时，指出要加大宣传力度，引导农民积极参合。政府要深入了解和分析农民对新型农村合作医疗存在的疑虑和意见，有针对性地通过典型事例进行具体、形象、生动的宣传，把新型农村合作医疗的参加办法、参加人的权利与义务以及报销和管理办法等宣传到千家万户，使广大农民真正认识建立新型农村合作医疗制度的意义和好处，引导农民认识预防保健的重要作用，不断增强自我保健和互助共济意识，使广大农民深刻感受到政府的关怀，激发他们参与新型合作医疗的自觉性和积极性（唐琳波，2008；刘春娇，2007；张萍，2007；马红，2009 等）。此外，各级政府应大力发展以农村发展为本的农村教育，尤其是应提高农民的受教育年限，使他们摒弃旧思想，变被动为主动，变“要我保”为“我要保”（唐秋伟，2007）。对于欠发达地区的少数民族，由于语言问题，常常出现对政策不理解，理解错或理解不全面的问题，存在严重的信息不对称，所以对少数民族农牧民传达信息，解释政策的时候必须要有耐心，用些简单词句来解释。况且少数民族人是很重视感情的人，如果他们一旦被感动，被合作医疗吸引了，无论有多困难，都会想方设法参加合作医疗的。因此，在做宣传工作的时候，要动之以情，尽量用自己的切身经历来感化他们（热衣那·库那洪，2008）。而李硕（2008）则从医疗服务机构与农民支撑的关系来看，指出在农民就诊的过程中，加强医务人员的工作态度、药品的适用程度、医疗设备的先进程度、医疗费用在合理范围内等方面的服务内容，提升就诊农民的满意度，从而提高参保积极性。

1.3.3.3 不断完善新型农村合作医疗的筹措机制

稳定的合作医疗筹资机制，是保证新型农村合作医疗制度正常运转的前提。康小明（2006）在其对贫困地区新型农村合作医疗筹资运行机制构建的研究中，提出了要把建立公共财政支持机制、筹资激励机制、筹资引导机制、筹资监督机制、筹资渠道多元化、筹资方式科学化等，作为解决贫困地区新型农村合作医疗筹资运行中存在问题的对策。尹婷婷（2007）也对山西省新型农村合作医疗筹资机制进行了研究，并提出了一系列改进措施。首先，改变自愿的筹资原则，对个人或家庭的缴费实行一定的强制性；其次，借鉴国内成功经验（如“厦门模式”、“中国人寿模式”等），改变传统的筹资机制，降低筹资成本；再次，建立合理负担的筹资机制，明确以省级财政承担筹资为主，适度提高农民个人筹资水平；最后，拓宽筹资渠道，多元化筹集基金，可从煤炭能源基金中拿出一部分作为新型农村合作基金。在筹措机制上，张萍（2007）根据广西南宁市邕宁区的农村实际，整合财政对农民的优惠政策，将粮食直补与合作医疗“挂钩”推行，实现筹措机制的创新。建议在村民自治的情况下，采取一事一议的制度，农民自愿参加并签约函诺，由乡镇财政所一次性代收，并开具由自治区财政局监制的专用收据，这样不仅提高了工作效率，又降低了筹资成本。在筹资渠道上，刘春娇（2007）和张玉娟（2008）共同认为，新型农村合作医疗目前主要是靠国家补贴和农民自筹，基金来源有限，可以通过发行农村健康彩票、吸引企业、私人募捐等其他方式进行筹资。同时，政府也应出台给予社会团体、企业等组织捐资新型农村合作医疗的相应优惠政策，调动全社会的力量积极为广大农民服务，从而使更多的农民自愿参保、快乐参保、热衷参保。而在筹资办法上，建议根据不同地区的实际经济情况，实行不同的筹资办法。经济比较发达的区、县（市），实行以个人缴纳为主，政府扶持为辅；经济比较落后的区、县（市），实行以政府投资为主，个人缴纳为辅；特困户则实行个人免缴（刘春娇，2007）。

1.3.3.4 建立合理的新型农村合作医疗保险补偿机制

合理的补偿机制是农民参加农村居民基本医疗保险的重要保障。稳定参加农村居民基本医疗保险的人群，最终要靠合理的补偿机制，加大基金规模、降低大病风险才是标本兼治之策。马红（2009）建议采取如下措施：第一，降低起付线水平，提高补偿比例，适度提高封顶线，同时建立大病补充医疗保险机制；第二，扩大补偿范围；第三，采取便民型补偿措施。简化县外就医的转诊手续，可采用传真形式实现县农合办与医疗机构的手续交接等便民惠民措施，简化报销程序，提高补偿效率，为参合农民提供优质、便捷、高效的医疗费用补偿服务。张萍（2007）也建议，城区卫生主管部门、城区合管办以及乡镇合管办要深入农村基层多了解情况，同时，各定点医疗机构也要积极配合做好基线的调查，及时掌握当地经济社会发展水平、医疗卫生条件、农民利用卫生服务及农民健康状况，为新农合统筹补偿方案设计及开展监督、评估等工作准备必要的信息。此外，放开现有的政策规定，让农民自主选择到所规定的定点医疗机构进行就医，促使定点医疗机构通过改善服务质量、水平，让农民真正受到实惠。而唐琳波（2008）则提出经济状况不同地区应采取不同的补偿模式。他表示，新型农村合作医疗补偿模式在发达地区应该以保大为主；一般地区应以保大为主，适度保小；而欠发达地区应保大必须保小。赞成此观点的学者还有贾清萍（2006），她以江西省为例，认为江西省作为欠发达地区，应坚持保大又保小模式，以扩大农民的受益面，避免资金过度结余。

1.3.3.5 加强对医疗机构的管理与监督

首先，在管理上，加强对定点医疗机构的医疗服务管理、规范医疗服务行为，是保证医疗服务质量，控制医疗服务费用，保障新农合制度健康和可持续发展的重要环节。在新农合实施过程中，要不断强化监督管理，促进定点医疗机构切实为农民健康和新农合制度建设服务。为此，张萍（2007）提出了五点建议：一是完善准入和退出机制，为参合农民提供安全、优质、便捷的医疗服务；二是建立健全定点医疗机构操作规范和管理制度；三是加强药品采购和使用管理；四是在定点医院设立报销窗口，推行医院垫付制度；五是设立举报电话和投诉箱。马红（2009）则从强化农村医疗机构的内部管理和外部管理两方面提出自己的见解。其次，在监督上，唐秋伟（2007）认为合作医疗服务的规制和监管主要有两个方面：一是对医疗服务本身进行监管；二是对药品的采购和销售进行监管。而张玉娟（2008）认为一是管理系统内部的监督；二是监督委员会对管理委员会的监督；三是社会监督；四是法律监督。贾清萍（2006）在自己的研究工作中，给出了构建有效医疗监督机制的具体措施，即建立监督委员会制度；建立群众举报制度；建立定期审计制度，保证村民的监督权；建立信息公开制度；上级监督制度。

1.3.3.6 建立科学的信息管理系统

计算机管理信息系统越来越成为新型农村合作医疗工作适应现代化办公发展的需要。通过建立计算机管理信息系统，一方面可以提高新农合管理人员对信息的采集、整理、传递及分析研究能力，提升新农合整体管理水平；另一方面可以有效地对新农合运行状况进行监测，及时发现运行过程中存在的问题，为调整实施方案和其他管理决策提供依据（张萍，2007）。通过计算机网络管理，自动审核医疗费用，减轻了合医办工作量，提高了管理效率，使经办机构由事务型转变为监督型。通过信息化，使农民的医疗消费具有选择权，客观上在农村卫生服务中引入了竞争，促进农村卫生管理体制和运行机制的改革，使医疗机构主动提高医疗服务质量和转变服务态度。通过信息化建设，使基金的各项信息快速传递，为预测风险、防范风险和化解风险创造了条件（张明，2008）。此外，张德亮（2007）针对目前欠发达地区信息化建设滞后，认为可以采取相应的措施来建立新型农村合作医疗管理信息系统。首先，中央财政应该加大信息化建设的支持力度，卫生部门应尽快组织建立信息平台，统一软件标准，建立信息管理规范，提高合作医疗管理效率；其次，地方政府要根据自己的实际需要，合理配置硬件设备，做到经济、实用；最后，通过培训来提高操作人员素质，做到网络持续畅通，确保不间断传送、接收、处理、储存相关信息，保证信息的完整性和准确性。贾清萍（2006）也提出要尽快建立科学的信息管理系统，以免产生一些不必要的人力、物力、财力的浪费，使农民医疗费用结报方便，缩短结报周期。

1.3.3.7 加快新型农村合作医疗的立法工作

现阶段，新型农村合作医疗制度缺乏法制保障，筹资存在不稳定因素，实际工作难度大。因此，加强农村医疗保障立法，通过立法可以提高各级政府和农民各方对农村医疗保障建设重要性的认识，并通过立法明确各方责任，保障制度发展的稳定性。刘春娇（2007）提出，人大应通过地方立法或决议，以促进政府依法行政；待条件成熟时，由全国人大立法、颁布《农村合作医疗法》，明确政府、农民、管理者和医疗机构四方的权利和义务，对资金筹集、使用、管理做出明确的规定，促进新型农村合作医疗的完善和巩固。张玉娟（2008）从不同角度分析，揭示了构建农村合作医疗法律制度的必然性。首先，从农村合作医疗制度的性质上看，当前推行的新型农村合作医疗制度属社会健康保险的范畴，是社会劳动再分配的一种形式。按照保险学的原理，应通过立法实施，强制执行；其次，从我国依法治国的战略上分析，各级政府履行职责必须依法行政，而只有立法才能规范政府行为；最后，从国内以往经验分析，建立和发展农村合作医疗制度必须有政府强有力支持，至今还未发现农村合作医疗制度完全由非政府组织发起并成功实现可持续发展的例子。贾清萍（2006）指出在新型农村合作医疗制度的立法工作中，还应考虑立法保护农民的健康权问题。在健康权益保障方面，农民属于弱势群体。健康权作为人权的基本内容之一，国家有义务制定法律、法规和其他规范性文件以保障农民的健康权。

1.3.3.8 其他对策建议

王思民，叶青和朱宏（2009）等学者提出，商业医疗保险是新农合的有力补充，能够应对将来的社会医疗保险支付危机，并且有利于节约管理成本，提高管理效率。在市场经济条件下，深化农村医疗制度改革，必须引入契约共济的商业保险机制，建立起社会化程度较高的医疗保障制度，政府把新农合管理服务交给商业保险公司经办，实质是通过购买保险公司的专业服务实现公共管理功能，政府实现了从“办”到“管”的职能转变，从而推进新农合市场化运作。

农民既是新型农村合作医疗制度的受益者，也是新型农村合作医疗的主要承担者，只有确立农民的主体地位，引导农民积极参与和支持，新型农村合作医疗制度才能顺利建成，所以，潘丽萍（2008）呼吁建立新型农村合作医疗协会和加强农村医疗救助制度体系建设，以便更好地体现农民的主体地位，确保新型农村合作医疗制度的顺利实施。

马红（2009）则强调要逐步实现新农合与城镇基本医疗保险的衔接。随着我国现代化进程和城市化进程的发展，未来的医疗保障制度的发展方向必然是实现城乡统一。但在现阶段，解决这一特殊群体的医疗保障问题就只能依靠努力实现新农合制度与城镇基本医疗保险制度的有机结合，使医疗保障惠及全民。此外，农村现行的新农合制度发展相对城镇医疗保险制度（特别是城镇职工基本医疗保险）来说，其在筹资水平、补偿力度及参合满意度方面都还有很大的差距。在完善制度与实施管理中，为尽量缩小城乡保障差距，新农合应吸取城镇职工医疗保险制度中，对农村地区能够适用的经验。当然，由于我国严重的“城乡二元”经济结构，在目前的经济条件下应该重点考虑对于城镇和农村采用不同的医疗保障方式，但随着我国农村建设的不断推进和城市化的逐步加强，新型农村合作医疗必然将不断发展和完善，逐步与城镇医疗保险制度相吻合，实现城乡统一的局面。

刘春娇（2007）提出实行乡村卫生一体化，降低药品和医用材料价格；唐秋伟（2007）提出放弃保险体制，选择直接补贴的服务方式；而热衣那·库那洪（2008）提出“赤脚医生”重新上岗和发展维吾尔民医等具有建设性的意见。这必将对我国新型农村合作医疗制度的持续、健康发展起到重要作用，促使广大农民的生活保障水平得到极大提高，有利于我国和谐社会主义的建设。

1.4 研究方法与内容安排

本书研究的基本思路是：首先通过文献回顾、典型地区新农合局部调研，结合欠发达地区特征和新农合制度设计，初步分析欠发达地区新农合制度可能存在的问题，然后以江西省为个案，通过深度访谈、问卷调查和统计数据分析，了解并掌握欠发达地区农民医疗保障的实施效果及存在的问题，在此基础上，对欠发达地区新农合费用控制机制进行深入的理论和实证分析，并提出费用控制相关对策，最后借鉴国内外新农合制度有益经验，提出改善欠发达地区新农合制度的对策建议。本书的研究思路和分析框架见图1-1。

整个研究包括以下九章：

第1章：导论。对涉及的主要概念、研究范围与对象进行界定；文献回顾新型农村合作医疗制度实施效果和存在问题；对国内外的研究状况进行评析；指出本书的研究框架。

第2章：我国新农合运行基本情况。利用《中国统计年鉴》中新农合宏观运行数据和分省份运行数据，结合农村相关统计数据，对我国新农合运行情况进行初步分析。

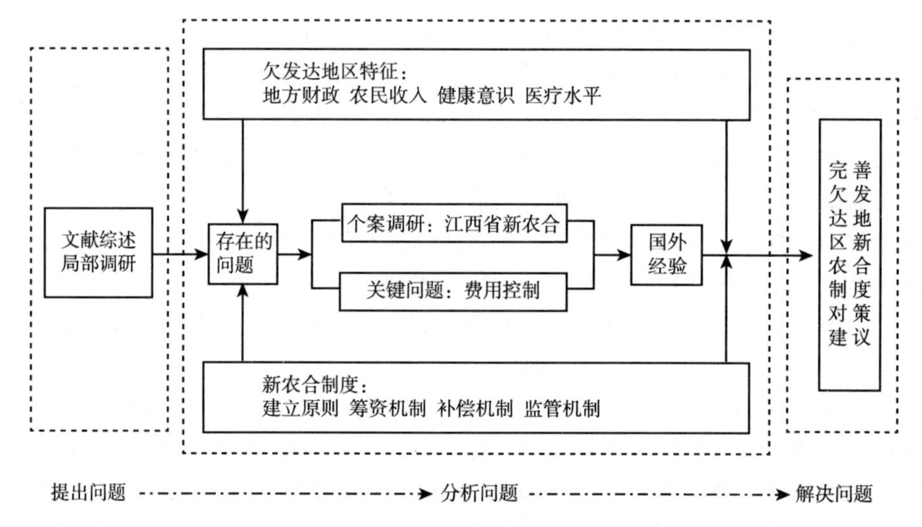

图1－1 课题研究思路与框架

第3章：对欠发达地区新农合可能存在的问题进行理论分析。结合文献综述，在对新农合制度的建立原则、筹资机制、补偿机制以及监管机制等方面进行剖析的基础上，考虑欠发达地区特征，包括地方财政、农民收入、健康意识以及医疗水平等，从理论上提出欠发达地区新农合制度可能存在的问题。

第4章：对江西省新农合制度的实地调查。以江西省为调查对象，通过对卫生局、医疗机构以及参保农户的访谈，并选取一定数量农户进行问卷调查，重点掌握影响农民参合情况、医疗费用支出与报销、医疗制度保障效果、参合农民的态度认同等，基于农民的角度分析新型农村合作医疗在欠发达地区实施过程中需要完善和改进之处。

第5章：欠发达地区新农合医疗费用控制机制。医疗费用控制和信息系统建立是欠发达地区新农合制度面临的关键问题。本部分通过对新农合医疗费用控制机制的主体博弈分析和实证研究，探讨欠发达地区新农合医疗费用控制机制存在的问题，并提出相应的对策建议。

第6章：欠发达地区新农合基金运行问题与对策。对新农合基金运行中存在的主要问题及原因进行分析，并有针对性地提出完善新农合基金运行机制的相关对策。

第7章：欠发达地区新农合信息系统的现状与完善。对新型农村合作医疗制度信息系统建立的必要性、作用、存在的问题，建立和完善欠发达地区新农合信息系统的对策建议展开分析。

第8章：国内外农村医疗保险制度的有益借鉴。通过对国内外新农合制度的简要介绍，为欠发达地区新农合制度完善提供借鉴。

第9章：对策建议。基于农民、政府和医疗机构三方利益主体，论证本书所提出的欠发达地区新型农村合作医疗制度稳定发展长效机制的可行性，提出相应的对策建议。

第2章　我国新农合制度现状与影响

新农合制度在农村居民抵御重大疾病风险、提高健康状况等方面发挥着越来越重要的作用。我国新农合制度的发展历程如何，制度运行过程怎样？现状和问题有哪些？本部分重点对以上问题进行分析。

2.1　新农合制度剖析

2003年1月，国务院办公厅转发了卫生部、财政部、农业部《关于建立新型农村合作医疗制度的意见》（简称《意见》），《意见》指出："新型农村合作医疗制度是由政府组织、引导、支持，农民自愿参加，个人、集体和政府多方筹资，以大病统筹为主的农民医疗互助共济制度。"到2008年，实现在全国建立基本覆盖农村居民的新型农村合作医疗制度的目标。本节在对我国农村合作医疗制度的发展历程简要回顾的基础上，对新农合制度进行分析。

2.1.1　我国农村合作医疗制度的发展历程

农村合作医疗制度的萌芽期（1938~1954年）。国内学术界对我国农村合作医疗制度的萌芽时间存在着两种观点。一种观点认为我国农村合作医疗制度最早出现在1938年陕甘宁边区创立的保健药社和1939年创立的卫生合作社。另一种观点则将这个时期由共产党领导成立的卫生合作社排除在外，认为农村合作医疗萌芽于20世纪50年代中期，由山西与河南等省农民自愿发起的互助共济制度。

农村合作医疗制度的形成期（1955~1958年）。1955年农村合作化高潮时期，我国正式出现了具有医疗保险性质的合作医疗制度。当年年初，山西省米山乡联合保健站实行"医社结合"，采取社员群众出"保健费"、生产合作社提供"公益金补助"相结合的办法，建立了集体医疗保健制度。在山西省政府以及国家卫生部肯定了米山乡的做法后，该经验被推广到了其他省份，湖北省、山东省以及贵州省等地相继建立起了一批以集体经济为基础，集体与个人相结合、互助互济的集体保健医疗站、合作医疗站或统筹医疗站。1956年，河南省正阳县王店乡第一次提出“社办合作医疗制度”的概念。

农村合作医疗制度的发展及高潮期（1959～1977年）。1959年11月，卫生部在山西省稷山县召开全国农村卫生工作会议，同时肯定了人民公社社员集体医疗保健制度。1960年2月2日，中共中央转发了卫生部《关于农村卫生工作现场会议的报告》，称这一制度为集体医疗保健制度。当年，全国约有40%的生产大队建立了合作医疗制度。1976年，受政治背景的影响，合作医疗制度在全国红红火火地发展起来了。合作医疗制度与保健站、广大的“赤脚医生”构成了农村地区的三级医疗保健网的基础，得到了国际社会的高度评价。到1976年，全国90%的农业生产大队建立了合作医疗制度，合作医疗的发展达到了高潮。

农村合作医疗制度的衰退期（1978～1989年）。20世纪80年代初，我国对农村进行了经济体制改革，取消了“政社合一”的人民公社制度。同时，随着家庭联产承包责任制在农村的全面推行，合作医疗丧失了筹资来源，于是曾经红火的农村合作医疗制度出现了大面积的解体。据统计，全国农村合作医疗由90%猛降至1985年的5%，农村居民中参加农村医疗保障制度的仅占9.6%。1989年，全国继续实行农村合作医疗的行政村只占行政村总数的4.8%。20世纪90年代初，仅存的合作医疗制度主要分布在上海和苏南地区。至此，曾经红火的农村合作医疗制度开始进入了衰退期。

农村合作医疗制度的恢复重建期（1990～2001年）。进入20世纪90年代以后，我国农村出现了较为严重的缺医少药的局面，农村社会医疗保障面临巨大困难，于是政府提出了重建农村合作医疗制度的战略部署，并进行了艰难的探索。随后，国家分别于1991年、1993年、1994年、1997年出台了若干推进农村合作医疗制度重建的相关政策文件，至1997年年底，全国农村合作医疗覆盖率由1989年的4.8%上升到了10%，但是地区之间发展极为不平衡，主要集中在上海、浙江等东南沿海地区。与70年代90%的覆盖率相比，10%仍然显得相当的低下。从全国范围看，这一时期的农村合作医疗重建工作并未达到预期的效果，对农村合作医疗制度的创新提出了迫切的要求。

农村合作医疗制度的创新期（2002年至今）。鉴于90年代政策效果并不理想的现实情况，2002年10月19日，中共中央、国务院发布了《关于进一步加强农村卫生工作的决定》（简称《决定》）。《决定》提出，到2010年，要使全国农民人人都享受到初级卫生医疗保健，同时在全国农村基本建立起适应社会主义市场经济体制要求和农村经济社会发展水平的农村卫生服务体系和农村合作医疗制度；要建立以“大病统筹”为主的“新型”农村合作医疗制度和医疗救助制度。2003 年 1 月 23 日，国务院办公厅转发了卫生部、财政部和农业部所发的《关于建立新型农村合作医疗保险制度的意见》，提出要选择部分省、市、自治区进行试点工作，积累经验后加以推广。在国务院的高度重视下，新型农村合作医疗保险制度得到了较快的发展，同时取得了喜人的成就。

我国从 2003 年开始进行试点工作，截止到 2003 年 9 月，西部 12 个省和中部 9 个省的试点县参加新型农村合作医疗的达 4351 万人，占其农村人口的 74%。随着试点工作的推进，覆盖面不断扩大，重建工作顺利展开，新型农村合作医疗初步显示其保障功能，农民“看病贵、看病难”的问题在一定程度上得到了缓解。

2.1.2 建立新型农村合作医疗的原则

第一，自愿参加，多方筹资。农民以家庭为单位自愿参加新型农村合作医疗，遵守有关规章制度，按时足额缴纳合作医疗经费；乡（镇）、村集体要给予资金扶持；中央和地方各级财政每年要安排一定专项资金予以支持。新型农村合作医疗保险制度，在遵循农民自愿参加的原则下，实行以个人缴纳、集体扶持和政府资助三位一体的筹资方式，较传统的农村合作医疗，拓展了医疗基金的来源和规模。因此，坚持这一原则具有重大意义。

第二，以收定支，保障适度。新型农村合作医疗保险制度坚持以收定支，收支平衡的原则，既保证这项制度持续有效运行，又使农民能够享有最基本的医疗服务。在农民自愿参加的原则下，实际筹集的医疗基金具有较大的不确定性，同时由于我国农村居民人口规模大，因此只能在筹资的资金范围内，对参加农民提供适度的医疗保障，而不能为了追求较高的保障程度而使得收不抵支，影响新型农村合作医疗的正常运行。

第三，先行试点，逐步推广。鉴于我国农村合作医疗的发展历程，我们从中得到了很多经验教训。2002 年以来，在新型农村合作医疗保险制度的创立过程中，我国走的是一个探索性的道路，因此建立新型农村合作医疗保险制度必须从实际出发，通过试点总结经验，不断完善，稳步发展。同时随着农村社会经济的发展和农民收入的增加，要逐步提高新型农村合作医疗保险制度的社会化程度和抗风险能力。只有坚持这一原则，我国的新型农村合作医疗保险制度才能少走弯路，实现政策目标。

第四，以大病统筹为主。以往的农村合作医疗，除少数地区外，大多将保障的重点放在门诊或小病上，即“保小不保大”或者“保医不保药”。新型农村合作医疗明确规定了以大病统筹为主，这就将保障重点放在了重大疾病风险上，这是符合保险学原理的。随着社会经济的发展，农村居民的生活水平均有所提高，农村贫困户多半是因发生重大疾病导致的大额医疗费用而致贫的。

2.1.3 新型农村合作医疗的运行过程

新型农村合作医疗运行过程大致可以划分为农户参合—缴纳参合金—医疗基金管理—医疗费用补偿四个基本环节。从各主体是否直接参与新型农村合作医疗的运行，可以分为5大主体：政府部门、参合农民、新农合管理中心、新农合监督委员会以及定点医院。

政府部门在新型农村合作医疗的运行中，扮演着相关制度的制定者和新型农村合作医疗补助资金的供给者等角色，由政府统筹的资金，按照国家规定的时间划拨至新型农村合作医疗管理中心设立的专项基金账户。参合农民是新型农村合作医疗制度的核心，负有按时缴纳医疗保险金的义务，享有得病后按相关规定获得补偿的权利，同时对新农合管理中心的医疗基金使用情况有知情权和监督权。新农合管理中心负责医疗基金的管理和使用，并在认定的国有商业银行设立新型农村合作医疗基金专用账户，确保基金的安全和完整，按照规定合理筹集、及时审核支付新农合基金。另外，新农合管理中心负有向农村合作医疗监督委员会和农民定期汇报、公布医疗基金使用情况的义务。而新农合监督委员会作为监督机构必须对新农合管理中心的运行进行定期监督和检查。定点医院由新农合管理中心指定，负责为农户提供医疗服务，同时与新农合管理中心进行有关医疗费用的定期结算。因此，各主体之间分工明确，在新农合运行过程中发挥着不同的作用。具体流程如图2-1所示。

2.1.4 新农合制度设计：来自江苏省、江西省、云南省的比较

为了实现新农合制度的有效运行，各地区基本都出台具体的管理办法规范流程。下面分别从东部、中部和西部选取代表样本，选取江苏省启东市①、江西省萍乡市②和云南省云县③介绍2015年不同区域的新农合运行制度，并从参合

① 资料来源：2015年启东市新型农村合作医疗管理办。

② 资料来源：萍乡经济技术开发区2015年新型农村合作医疗实施办法。

③ 资料来源：云县2014年新型农村合作医疗实施细则。

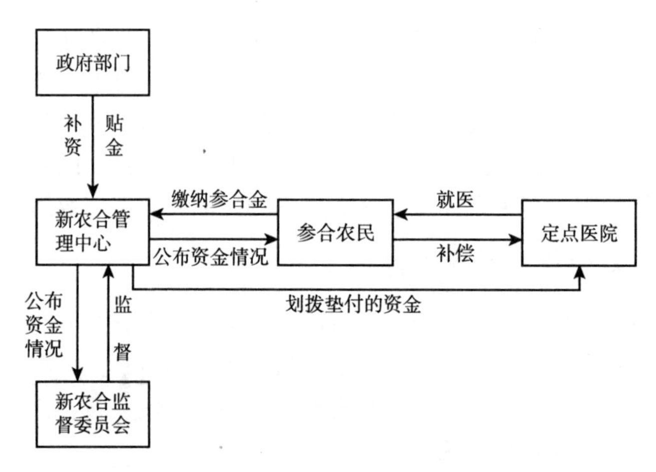

图 2-1 新型农村合作医疗运行过程示意

对象、资金筹集、门诊补偿和住院补偿等方面对这些管理办法的差异进行比较。

2.1.4.1 参合对象

新型农村合作医疗制度是农村居民的医疗保健制度。因此，在新农合参合对象上，各地区均以辖区内农村居民为主体（见表 2-1）。稍有差异的是江苏省启东市和江西省萍乡经济开发区进一步对规定筹资时间结束后出生的婴儿做了明确的规定，江苏省还对规定筹资时间结束后复员退伍军人和转业士官及其他外出人员做了明确的规定。

表 2-1 样本地区新农合参合对象情况

地区	参合对象
江苏省启东市	凡是启东市居民，除已参加城镇职工基本医疗保险、城镇居民基本医疗保险、异地新型农村合作医疗及其他基本医疗保险的居民外（不重复参加），其余居民均可参加户口所在地的新型农村合作医疗 凡是在每年规定筹资时间结束后出生的婴儿，在该享受新型农村合作医疗补偿年度内，如其父母双方均参加新型农村合作医疗的，可享受住院医药费补偿 凡是在每年规定筹资时间结束后从部队回乡的复员退伍军人和转业士官及其他外出人员，如要求参加新型农村合作医疗的，由其亲属或委托他人在规定筹资时间内代为缴纳
江西省萍乡经济开发区	凡本辖区内持有农村户口的公民（包括外出务工、经商的农民）均可在户籍所在地以家庭为单位参加，农村中小学生应当随父母参加户籍所在地的新农合，选聘到村任职的高校毕业生在任职期间列入参合对象。超过缴费期限内出生的新生儿，其父母等家庭成员按规定参合的，自出生之日起同等享受新农合的补偿待遇

续表

地区	参合对象
云南省云县	云县辖区范围内的农村户籍（含外出打工、经商、上学）的农村居民均可以户为单位参加新型农村合作医疗；因城市和小城镇建设占用土地后的农转城人员，可在户口所在地以户为单位参加新型农村合作医疗；因加大城乡统筹力度农业转移人口转变为城镇居民的人员（以县农转城办理当地户籍管理部门证明为准）可以户为单位，自由选择参加新型农村合作医疗或城镇居民医疗保险

2.1.4.2 资金筹集

2015年新型农村合作医疗制度资金筹集标准较2014年有所提升，按卫生部规定不低于450元的标准。不同地区在资金筹集的标准以及特殊群体的处理上存在一定差异。

在资金筹集标准上，江苏省启东市标准每人每年600元，农民以户为单位每人每年自缴120元，市级财政补助每人每年320元，镇乡财政补助每人每年160元。江西省萍乡经济开发区和云南省云县标准均为450元，农民个人缴费每人每年90元。江苏省筹资标准高于江西和云南省，但参合农民的缴费比例并没有差异，均占筹资总额的1/5（见表2－2）。

表2－2　样本地区2015年新农合资金筹集情况

地区	参合对象
江苏省启东市	基金筹资标准每人每年600元。农民以户为单位每人每年自缴120元，所筹资金全部上缴市新型农村合作医疗基金财政专户；财政补助每人每年480元，其中市级财政补助每人每年320元（含省、南通市两级财政补助），镇乡财政补助每人每年160元 五保户和低保户、70岁以上老党员、90岁以上老年人、民政精减老职工个人自缴部分由市财政解决，不向个人收取 基金分为门诊补偿基金、住院补偿基金和风险储备基金三个部分。门诊补偿基金人均110元，用于补偿参合者门诊医药费用；住院补偿基金人均480元（含大病保险20元），用于补偿参合者住院医药费用；风险储备基金人均10元，用于预防补偿基金的财务透支
江西省萍乡经济开发区	新农合筹资水平每人每年提高到450元，各级财政对参合农民的补助资金为每人每年360元，农民个人缴费每人每年90元 农村低保对象、五保供养对象、重点优扶等对象参加新农合，个人缴费按相关文件要求执行
云南省云县	参加新型农村合作医疗的农村居民每年人均筹资标准450元。其中，中央和省级财政补助360元，参合农民个人缴纳90元。2015年度新型农村合作医疗大病补充保险筹资方式为：在以户为单位参加新型农村合作医疗的前提下，每人每年缴纳20元，由县新型农村合作医疗基金统一缴纳，不再向参合居民收取

续表

地区	参合对象
云南省云县	五保供养对象、城乡低保对象、重度残疾人、重点优抚对象等符合民政救助对象可使用集体资金或民政救助等方式资助交费参加新型农村合作医疗。属五保供养对象、城乡低保对象、重度残疾人、重点优抚对象在参加新型合作医疗的前提下，除了五保供养对象民政全额补助外，城市低保对象补助70元，农村低保对象、重度残疾人、重点优抚对象补助60元

但在农村低保对象、五保供养对象、重点优扶对象等缴费处理上，地区之间的差异较为明显。例如江苏省启东市五保户和低保户、70岁以上老党员、90岁以上老年人、民政精减老职工个人自缴部分由市财政解决，不向个人收取。而江西省萍乡市农村低保对象、五保供养对象、重点优扶对象等参加新农合，个人缴费按相关文件要求执行。云南云县五保供养对象、城乡低保对象、重度残疾人、重点优抚对象等符合民政救助的对象可使用集体资金或民政救助等方式资助缴费参加新型农村合作医疗。

2.1.4.3 门诊补偿

如表2-3所示，江苏省启东市门诊医药费用按55%予以补偿，每人每日封顶40元。每人每年累计补偿限额为100元。江西省萍乡经济开发区在门诊统筹定点医疗机构就诊补偿比例为65%、单次门诊费用最高限额乡级为60元、村级40元，参合农民在村级门诊统筹定点医疗机构封顶线为以个人为单位全年封顶，封顶线为80元，即乡级门诊统筹补偿不设封顶线。云南云县参合人员到乡、村门诊就诊，按乡、村两级50元、35元的月平均处方值要求，在不超过月平均处方值的前提下，村卫生室门诊处方按50%的比例给予减免报销，乡级门诊处方按40%的比例给予减免报销。从门诊补偿标准来看，江西省萍乡经济开发区门诊统筹定点医疗机构就诊补偿比例和单次门诊费用最高。

表2-3　　样本地区2015年新农合门诊补偿情况

地区	参合对象
江苏省启东市	普通门诊医药费补偿：符合补偿范围的门诊医药费用，按55%予以补偿，每人每日封顶40元。每人每年累计补偿限额为100元，年度补偿金额不足100元的，结余部分结转下年累计使用。参合者在全市门诊定点医疗机构就诊，进行网络刷卡实时结报 大额门诊医药费用：参合者在使用完普通门诊年度补偿金额100元后，全年发生的未结报门诊医药费，起付线为2000元，超过起付线的门诊医药费按25%予以补偿，全年累计补偿限额为1500元。由各镇乡年终统一办理结报

续表

地区	参合对象
江苏省启东市	特殊疾病门诊医药费补偿：特殊疾病种类由参合者将新型农村合作医疗卡、身份证和一级以上医院出具的门诊病历、用药附方或清单、医药费发票原件、当年度化验报告、检查报告等证明病情的材料交镇乡财政所初审，由市合管办审核结报。市内基层医院按45%予以补偿，市内二甲医院按35%予以补偿，转诊到市外定点医院按30%予以补偿，非转诊到市外医院按25%予以补偿
江西省萍乡经济开发区	门诊统筹补偿不设起付线，补偿范围包括门诊检查、治疗、药品、“一般诊疗费”费用。参合农民在门诊统筹定点医疗机构就诊补偿比例为65%、单次门诊费用最高限额乡级为60元、村级40元，参合农民在村级门诊统筹定点医疗机构封顶线为80元。在乡级门诊统筹定点医疗机构不受封顶线限制，即乡级门诊统筹补偿不设封顶线。单次门诊费用低于最高限额的按实际金额计算补偿，单次门诊费用高于最高限额时，超出限额部分由就诊医疗机构承担 一般诊疗费：实施国家基本药物制度的新农合门诊统筹定点乡镇卫生院，一般诊疗费每次新农合支付8元，患者个人自付2元；村卫生室，一般诊疗费每次新农合支付8元，患者个人自付1元。对未按政策要求实施国家基本药物制度的医疗机构，一般诊疗费不予支付 自2012年起参合农民不设家庭账户，历年家庭账户余额可用于冲抵门诊统筹医疗费用参合农民自付部分，用完家庭账户上的余额后自动取消 参合农民凭新农合IC卡、身份证、户口本等有效证件在门诊统筹定点乡（镇）卫生院、村卫生所就诊，就诊机构直接垫付补偿资金
云南省云县	实行“门诊统筹”。参合人员到乡、村门诊就诊，按乡、村两级50元、35元的月平均处方值要求，在不超过月平均处方值得前提下，村卫生室门诊处方按50%的比例给予减免报销，乡级门诊处方按40%的比例给予减免报销；云县中医医院新型农村合作医疗门诊按乡镇级门诊比例执行；中医药门诊处方不受月平均处方值限制，明确将中成药、中药饮片和符合条件的中药制剂以及针灸、推拿、拔火罐等非药物诊疗技术纳入新农合报销范围，报销比例提高5个百分点。门诊补偿封顶线为每人每年200元，家庭成员中可相互调剂使用 县级门诊的特殊辅助检查费用纳入新型农村合作医疗报销。即：县级定点医疗机构对患者在门诊就诊开展的特殊辅助检查（CT、脑电图、胃镜、肝功能、肾功能、彩色B超、磁共振、DR），检查费用按30%的比例给予现场减免报销，月平均处方值为150元，且每次补偿不得超过50元。检查费用在门诊封顶线200元内，家庭成员中可相互调剂使用 特殊慢性病门诊补偿：不设起付线，经县人民医院或县级以上非营利性医疗机构确诊的27种疾病门诊参合人员，由本人持县人民医院及以上医疗机构诊断证明、辅助检查报告或近期的病史病历证明，到云县新型农村合作医疗办公室申请办理手续，经县合管办核准后，纳入特殊慢性病管理，每次门诊医疗费用按80%的比例给予减免报销，每年每人最高补偿限额2500元 “一般诊疗费”收费标准和统筹基金支付标准，不同的服务内容细化为以下三档：(1）门诊一般诊查（含门诊挂号、诊查、门急诊留观诊查、药事服务）为每人次6元（个人支付0.5元，统筹基金支付5.5元）；（2）门诊简单诊疗（含门诊挂号、诊查、门急诊留观诊查、药事服务、肌肉注射、皮试、静脉注射）为每人次7元（个人支付1元，统筹基金支付6元）；（3）门诊复杂诊疗（含门诊挂号、诊查、门急诊留观诊查、药事服务、肌肉注射、皮试、静脉注射、静脉输液）每人次9元（个人支付2.5元，统筹基金支付6.5元）。一次性医用耗材由医疗机构按规定收取

2.1.4.4 住院补偿

住院补偿是新农合医疗费用支出最大的项目，从样本地区住院补偿情况来看，我国不同地区新农合住院补偿在补偿方式和补偿标准上存在一定的差异，如表2-4所示。

表2-4 样本地区2015年新农合住院补偿情况

地区	参合对象
江苏省启东市	起付线：每次符合补偿范围的医药费用，启东市外医院600元；启东市内二甲医院（人民医院、中医院）400元；启东市内其他定点医院100元。每次住院符合补偿范围的医药费用不超过起付线的不予补偿 补偿比例：符合补偿范围在起付线以上的医药费用，启东市内二甲医院按75%补偿（农村新中国成立前老党员按85%补偿），启东市内其他定点医院按90%补偿（农村新中国成立前老党员按95%补偿）。经转院到启东市外定点医疗机构就诊的按启东市内二甲医院补偿比例的80%补偿，未经转院到启东市外医院就诊的按启东市内二甲医院补偿比例的70%补偿 最低补偿标准：如果符合补偿范围医药费用低于医药总费用55%（符合补偿范围的医药费与医药总费用之比），按55%列入补偿范围 最高补偿标准：每人每年累计最高补偿限额20万元 双向转诊：除急危重病人外，未履行按级转诊手续，到启东市内二甲医院和市外医院就诊的参合患者，其在启东市内二甲医院和市外医院发生的住院医药费补偿比例下降20%，起付线提高100%。康复期从市内二甲医院回基层医院继续治疗的，办理转诊手续后，在基层医院发生的住院医药费取消起付线，补偿比例提高5%
江西省萍乡经济开发区	起付线：乡镇定点医疗机构200元；区级定点医疗机构400元；区外定点医疗机构600元；非定点医疗机构800元 补偿比例：乡镇定点医疗机构住院实行分段累加补偿，可报费用0元至800元部分补偿比例65%，800元以上部分补偿比例90%，农村低保对象、五保供养对象住院可报费用不设起付线直接按90%进行补偿；区级定点医疗机构补偿比例80%；区外（省、市）定点医疗机构补偿比例50%；非定点医疗机构补偿比例35% 封顶线：每人每年实际补偿医药费用最高限额可达10万元，以年内实际获得补偿金额累计计算 参合农民同一病种连续转院，只计算最高级别起付线。跨年度住院且前后两个年度均参加新型农村合作医疗的，以出院时间为准划入相应年度按补偿标准予以补助 参合农民因意外伤害（无责任方）住院治疗，出院后凭所在管理处外伤原因调查证明、补偿资料原件（学生平安险及个人商业险除外）进行新农合补偿，报销比例比非外伤住院降低15%
云南省云县	住院费用设立起付线和封顶线。（1）起付线：乡（镇）级定点医疗机构200元；县级定点医疗机构400元；市级定点医疗机构600元；省级定点医疗机构600元。取消五保户、残疾人和24类重大疾病住院补偿起付线。云县人民医院转入乡镇卫生院（云县中医医院、爱华镇卫生院除外）的住院患者取消起付线。（2）封顶线：每人每年累计最高补偿限额20万元

续表

地区	参合对象
云南省云县	住院补偿标准：（1）省级定点医疗机构，扣除起付线和自费项目费用外，按可报销资金总额的55%比例给予减免报销。参合患者到省内各州、市新型农村合作医疗机构住院扣除起付线和自费项目外，按照同级比例报销。省外医疗机构住院，扣除起付线和自费项目外，统一按省级定点医疗机构住院补偿比例报销。（2）市级定点医疗机构，扣除起付线和自费项目费用外，按可报销资金总额的60%比例给予减免报销。（3）县级定点医疗机构扣除起付线和自费项目费用外，按可报销资金总额的70%比例给予减免报销。（4）乡（镇）级定点医疗机构扣除起付线和自费项目费用外，按可报销资金总额的80%比例给予减免报销。 在本市、县、乡定点医疗机构就诊，不需办理转院手续，费用按医疗机构级别报销补偿比例给予报销补偿。 全面提高24种重大疾病补偿水平。县级及其以上定点医疗机构按70%比例给予减免报销，重性精神病和终末期肾病按90%比例给予减免报销。 危急重症孕产妇抢救及严重产科并发症不实行限价规定，除项目补助400元外，剩余部分全部由新农合基金报销

第一，起付线。江苏省启东市市外医院600元，市内二甲医院（人民医院、中医院）400元，启东市内其他定点医院100元。江西省萍乡经济开发区乡镇定点医疗机构200元；区级定点医疗机构400元。云南云县乡（镇）级定点医疗机构200元；县级定点医疗机构400元；市级定点医疗机构600元；省级定点医疗机构600元。对比来看，对于辖区外定点医疗的起付线一般在600元左右，辖区内定点医院的起付标准有所差异，江苏省启东市的起付线相对较低。

第二，补偿比例。江苏省启东市市内二甲医院按75%补偿，启东市内其他定点医院按90%补偿（农村新中国成立前老党员按95%补偿）。江西省萍乡经济开发区乡镇定点医疗机构住院实行分段累加补偿，可报费用0元至800元部分补偿比例65%，800元以上部分补偿比例90%。云南省云县省级定点医疗机构按可报销资金总额的55%比例、市级定点医疗机构按可报销资金总额的60%比例、县级定点医疗机构按可报销资金总额的70%比例、乡（镇）级定点医疗机构扣除起付线和自费项目费用外，按可报销资金总额的80%比例给予减免报销。从补偿标准来看江苏省标准更高。

2.2 我国新农合制度运行现状

我国新农合制度是世界上覆盖人口最多的基本医疗保障制度，为占我国人口总数近2/3的农民提供了基本的医疗保障。多年来新农合筹资水平和保障水平在不断提高。2014年，各级财政对新农合人均补助达320元，参合农民的报销比例政策范围内门诊达50%，住院达75%。在基本医保的基础上又开始推进大病保险，共有97亿元报销金额，115万人次受益，实际报销比较基本的新农合补偿提高了12个百分点。

2.2.1 全国新农合运行基本情况

2004年我国有333个县开展新型农村合作医疗，参合人数0.80亿人，参合率75.2%，人均筹资50.4元，当年基金支出26.4亿元，0.76人次补偿受益。此后，我国新型农村合作医疗制度发展迅猛，开展新农合县（区、市）数、参合人数大幅度提升，到2013年已经分别达到2489个和8.02亿人，补偿受益人次增长超过20倍，达19.42亿人次，如表2-5所示。这些都充分说明，新型农村合作医疗制度已基本实现全覆盖、广受益，在农民健康医疗方面已经发挥了至关重要的作用。

表2-5　　2004~2015年我国新型农村合作医疗情况

年份 指标	2004	2005	2006	2007	2008	2009	2010	2011	2012	2013
开展新农合县数（个）	333	678	1451	2451	2729	2716	2678	2637	2566	2489
参加新农合人数（亿人）	0.80	1.79	4.10	7.26	8.15	8.33	8.36	8.32	8.05	8.02
参合率（%）	75.2	75.7	80.7	86.2	91.5	94.2	96.0	97.5	98.3	98.7
人均筹资（元）	50.4	42.1	52.1	58.9	96.3	113.4	156.6	246.2	308.5	370.6
当年基金支出（亿元）	26.4	61.8	155.8	346.6	662.3	922.9	1187.8	1710.2	2408.0	2909.2
补偿受益人次（亿人次）	0.76	1.22	2.72	4.53	5.85	7.59	10.87	13.15	17.45	19.42

注：2009年以后全国开展新农合县（区、市）数减少原因为部分县（区、市）城乡居民已统一实行居民基本医疗保险。

资料来源：历年《中国统计年鉴》。

值得注意的是，考察期间我国新农合人均筹资水平增长7倍，2013年达370.6元，当年基金支出增长超过100倍，2013年达2909.02亿元，如图2-2所示。

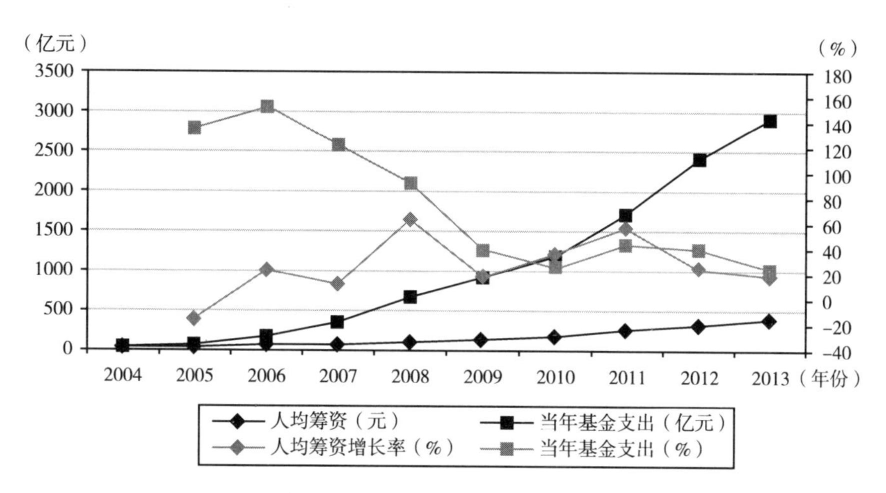

图2-2 2004~2013年我国新农合人均筹资、当年基金支出水平变动

从增长趋势来看，我国新农合人均筹资年均增长率呈现“U”形波动，2004~2008年，人均筹资水平明显上升、增速加快，2009年人均筹资提高幅度下降，此后保持上升趋势，2011年后新农合人均筹资水平增速下降。

当年基金支出水平从2004年的26亿元增长到2013年的2909亿元，十年间增长了100倍，增幅之大令人惊讶。从年均增长上来看，新农合当年基金支出年增幅处于下降趋势，从2005年超过120%，逐步下降到2013年的20%左右。

如表2-6和图2-3所示，从新农合在农村居民医疗支出中的比例来看，人均筹资占农村居民医疗保健支出的比例逐年提升，从2008年的39.15%提高到2013年的60.33%。如果从人均基金支出水平来看，新农合人均基金支出占农村居民医疗保健开支的比重也在逐年提升，从2008年的33.04%提高到2013年的59.06%。这意味着新农合制度越来越成为农民健康医疗保健支出的关键制度，在农村居民医疗健康方面发挥着极为重要的作用。

表 2-6　2008~2013 年我国医疗保健支出与新农合人均筹资比较

项　目	2008 年	2009 年	2010 年	2011 年	2012 年	2013 年
新农合人均筹资（元）	96.3	113.4	156.6	246.2	308.5	370.6
新农合人均基金支出（元）	81.26	110.79	142.08	205.55	299.13	362.74
农村居民医疗保健支出（元）	245.97	287.54	326.0	436.8	513.8	614.2
人均筹资占医疗支出比重（%）	39.15	39.44	48.03	56.37	60.04	60.33
人均基金支出占医疗支出比重（%）	33.04	38.53	43.58	47.06	58.22	59.06

资料来源：历年《中国统计年鉴》。

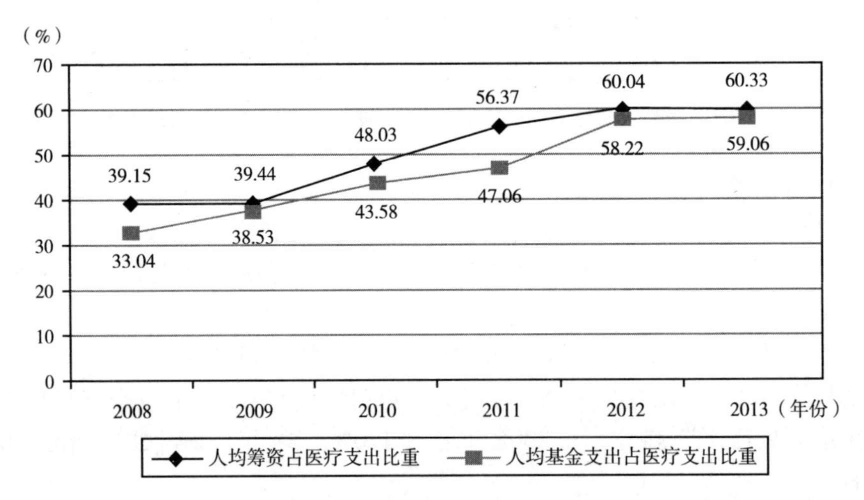

图 2-3　新农合人均筹资、基金支出水平与农村居民医疗保健支出比例

另一方面，新农合也使农村居民对自身医疗健康更加关注。医疗保健支出占农村居民生活消费总支出比例逐年提升，如表 2-7 所示。

表 2-7　2005~2013 年我国医疗保健支出占农村居民生活消费总支出比例　单位：%

指　标	2005 年	2007 年	2008 年	2009 年	2010 年	2011 年	2012 年	2013 年
医疗保健	6.58	6.52	6.72	7.20	7.44	8.40	8.70	9.30

资料来源：历年《中国统计年鉴》。

2.2.2 各地区新农合运行基本情况

新型农村合作医疗制度运行平稳，各省市筹资总额稳步提升。从规模上来看，山东、河南、四川、江苏等省份的筹资总额规模较大，河北、浙江、安徽和湖南2011年后新农合筹资总额规模提升很快，排在全国前列，如表2－8所示。

表2－8　　2008～2013年我国各省市新农合筹资总额　　单位：亿元

地　区	2008年	2009年	2010年	2011年	2012年	2013年
总　计	784.58	944.72	1308.33	2047.56	2484.7	2972.48
北　京	9.16	11.92	15.47	17.64	18.9	22.74
河　北	41.88	49.70	69.95	116.52	148.5	178.19
山　西	19.38	21.73	32.60	50.67	64.5	76.02
内蒙古	10.84	12.91	19.14	30.56	38.0	47.22
辽　宁	18.96	21.31	30.94	46.43	57.9	69.99
吉　林	9.82	12.74	18.83	30.09	38.6	48.77
黑龙江	11.21	13.99	21.18	32.71	42.7	53.89
上　海	9.53	9.39	11.29	14.53	14.0	16.69
江　苏	55.39	65.11	83.90	116.43	134.1	160.00
浙　江	43.75	57.81	74.83	117.70	138.2	148.38
安　徽	43.02	47.17	72.11	112.98	148.7	189.58
福　建	20.51	24.28	36.54	57.58	73.0	87.27
江　西	27.01	31.61	47.42	75.36	96.9	114.96
山　东	55.74	66.45	88.55	169.85	198.6	230.57
河　南	64.92	76.08	115.19	180.57	233.7	286.54
湖　北	33.04	39.45	57.62	91.51	115.5	143.32
湖　南	35.82	47.89	69.34	107.59	136.2	165.84
广　东	55.17	63.30	62.53	69.37	5.4	
广　西	27.50	39.24	57.31	91.18	116.4	140.39
海　南	4.52	5.83	6.85	11.61	14.5	17.08
重　庆	17.79	22.75	31.13	51.60	64.1	93.97
四　川	50.86	64.64	93.67	146.77	184.2	216.86

续表

地　区	2008 年	2009 年	2010 年	2011 年	2012 年	2013 年
贵　州	25.15	30.11	44.35	69.29	90.7	107.34
云　南	28.86	33.66	48.09	80.88	102.6	112.47
西　藏	3.44	3.71	4.50	6.67	7.7	8.91
陕　西	22.73	26.87	39.87	63.62	82.6	95.56
甘　肃	16.84	19.60	27.94	44.68	56.2	66.34
青　海	3.47	3.52	5.64	9.36	14.4	17.10
宁　夏	3.31	3.80	5.42	8.78	13.9	15.52
新　疆	9.76	11.48	16.13	25.03	34.0	40.99

注：天津因数据缺失，故未放入表中，下同。灰底表示当年筹资总额处于全国前列。
资料来源：历年《中国统计年鉴》。

从筹资总额增长速度来看，如表 2－9 所示，2009～2013 年，我国新农合筹资总额增速始终保持在 20% 左右，年均增幅 30.53%，2011 年更是高达 56.5%。具体来看，考察期间，重庆、广西新农合筹资总额年均增速超过 38%，位于全国前两位。吉林、广西两省在 2009～2013 年新农合筹资总额增速始终高于全国平均水平，显示强劲提升势头。河北、内蒙古、黑龙江、河南、湖北、湖南、重庆、四川等地有四年的增速也超过全国平均水平。

表 2－9　　2009～2013 年我国各省市新农合筹资总额增长率　　单位：%

地　区	2009 年	2010 年	2011 年	2012 年	2013 年	年均增幅
总　计	20.41	38.49	56.5	21.35	19.63	30.53
北　京	30.13	29.78	14.03	7.14	20.32	19.94
河　北	18.67	40.74	66.58	27.45	19.99	33.59
山　西	12.13	50.02	55.43	27.29	17.86	31.44
内蒙古	19.1	48.26	59.67	24.35	24.26	34.22
辽　宁	12.39	45.19	50.06	24.7	20.88	29.85
吉　林	29.74	47.8	59.8	28.28	26.35	37.79
黑龙江	24.8	51.39	54.44	30.54	26.21	36.89
上　海	－1.47	20.23	28.7	－3.65	19.21	11.86
江　苏	17.55	28.86	38.77	15.18	19.31	23.63
浙　江	32.14	29.44	57.29	17.42	7.37	27.67

续表

地 区	2009年	2010年	2011年	2012年	2013年	年均增幅
安 徽	9.65	52.87	56.68	31.62	27.49	34.53
福 建	18.38	50.49	57.58	26.78	19.55	33.59
江 西	17.03	50.02	58.92	28.58	18.64	33.60
山 东	19.21	33.26	91.81	16.93	16.1	32.84
河 南	17.19	51.41	56.76	29.42	22.61	34.57
湖 北	19.4	46.06	58.82	26.22	24.09	34.11
湖 南	33.7	44.79	55.16	26.59	21.76	35.87
广 东	14.74	-1.22	10.94	-92.22	-100	-44.07
广 西	42.69	46.05	59.1	27.66	20.61	38.55
海 南	28.98	17.5	69.49	24.89	17.79	30.46
重 庆	27.88	36.84	65.76	24.22	46.6	39.50
四 川	27.09	44.91	56.69	25.5	17.73	33.65
贵 州	19.72	47.29	56.23	30.9	18.35	33.67
云 南	16.63	42.87	68.18	26.85	9.62	31.26
西 藏	7.85	21.29	48.22	15.44	15.71	20.97
陕 西	18.21	48.38	59.57	29.83	15.69	33.27
甘 肃	16.39	42.55	59.91	25.78	18.04	31.55
青 海	1.44	60.23	65.96	53.85	18.75	37.57
宁 夏	14.8	42.63	61.99	58.31	11.65	36.21
新 疆	17.62	40.51	55.18	35.84	20.56	33.24

注：灰底表示当年增速超过全国平均速度。
资料来源：历年《中国统计年鉴》。

筹资水平关系到参合农民受益程度。如表2-10所示，2008~2013年，我国各省市新农合筹资水平有了显著提高，人均筹资额大幅度提升。从全国来看，人均筹资从2008年的96.25元增长到2013年的370.6元，6年内增幅接近4倍。从地区来看，上海新农合人均筹资水平全国最高，接近全国平均水平的5倍，其次是北京，达到全国平均水平的3倍。西藏、浙江、江苏等省份的人均筹资水平也均在全国平均水平之上。广西、湖南、吉林、四川以及黑龙江等地区则在考察期内始终低于全国人均筹资水平。

表 2-10　　2008~2013 年我国各省市新农合人均筹资水平　　单位：元

地　区	2008 年	2009 年	2010 年	2011 年	2012 年	2013 年
总　计	96.25	113.4	156.6	246.2	308.5	370.6
北　京	336	433.4	555.4	637.2	707.3	893.9
河　北	89.71	103.7	140	232.1	294.7	346.2
山　西	92.75	102.2	150.6	231.9	294.1	346.6
内蒙古	91.85	107.4	157.6	246.4	308.3	374.3
辽　宁	97.08	108.4	158.4	234.9	295.5	354
吉　林	80.71	101.8	150.4	231.1	290.5	362.8
黑龙江	82.98	102.1	151.2	230.6	295.3	354.3
上　海	537	563.8	757.7	987	1232.5	1593.7
江　苏	125.6	148.1	192	273	327.8	394.6
浙　江	141.9	190.2	251.8	408.2	480.4	665.9
安　徽	95.08	101.4	151.8	229.8	294.9	368.1
福　建	88.5	103.3	152	235	298.8	350.2
江　西	92.17	103	150.8	232.6	294.2	342.3
山　东	87.67	103.2	135.2	256.2	307.2	361.5
河　南	89.18	101.6	150.6	231.4	293.4	352.9
湖　北	93.25	106.2	150.3	235.2	298	365.1
湖　南	79.57	103.7	141.2	231.1	291.6	350.6
广　东	114.1	130.2	160.7	243.4	271.7	
广　西	77.63	104.7	150.4	230.6	292.8	344.2
海　南	96.8	124.2	144.2	239.1	300.1	348.3
重　庆	88.59	104.4	141.5	232	296.4	437.8
四　川	82.82	104.8	149	234.3	295.9	347.3
贵　州	88.83	103.4	146.4	225.4	291.5	334
云　南	89.57	102.2	140.9	234	295.8	346
西　藏	156	163.3	192.6	282.8	324	366.7
陕　西	89.94	104.7	154.4	241.7	311.9	374.7
甘　肃	90.12	102.8	146.3	232.9	292.6	343.7
青　海	104.7	105.4	165.5	269.1	408.3	471.4
宁　夏	92.28	104.3	145.7	237	385.1	434.8
新　疆	102.7	115.5	158.3	238.2	315.1	371.7

注：灰底表示当年筹资水平超过全国平均水平。
资料来源：历年《中国统计年鉴》。

从人均筹资变动情况来看，如表2－11所示，2009～2013年，我国新农合人均筹资额年平均增长幅度超过30%，2011年增幅甚至超过50%。从地区来看，人均筹资增长最快的是重庆、宁夏和浙江，年均增幅36%，增速较低的是西藏、北京和上海。而像吉林、湖南、重庆和四川则增长较为快速，5年中有4年的年增幅超过全国平均水平。

表2－11　2009～2013年我国各省市新农合人均筹资增长率　单位:%

地区	2009年	2010年	2011年	2012年	2013年	年平均增长
总　计	17.82	38.1	57.22	25.3	20.13	30.95
北　京	28.99	28.15	14.73	11	26.38	21.62
河　北	15.59	35	65.79	26.97	17.48	31.01
山　西	10.19	47.36	53.98	26.82	17.85	30.17
内蒙古	16.93	46.74	56.35	25.12	21.41	32.44
辽　宁	11.66	46.13	48.3	25.8	19.8	29.53
吉　林	26.13	47.74	53.66	25.7	24.89	35.07
黑龙江	23.04	48.09	52.51	28.06	19.98	33.68
上　海	4.99	34.39	30.26	24.87	29.31	24.3
江　苏	17.91	29.64	42.19	20.07	20.38	25.73
浙　江	34.04	32.39	62.11	17.69	38.61	36.23
安　徽	6.65	49.7	51.38	28.33	24.82	31.09
福　建	16.72	47.14	54.61	27.15	17.2	31.67
江　西	11.75	46.41	54.24	26.48	16.35	30.01
山　东	17.71	31.01	89.5	19.91	17.68	32.76
河　南	13.93	48.23	53.65	26.79	20.28	31.67
湖　北	13.89	41.53	56.49	26.7	22.52	31.39
湖　南	30.33	36.16	63.67	26.18	20.23	34.53
广　东	14.11	23.43	51.46	11.63		24.22
广　西	34.87	43.65	53.32	26.97	17.55	34.7
海　南	28.31	16.1	65.81	25.51	16.06	29.19
重　庆	17.85	35.54	63.96	27.76	47.71	37.65

续表

地区	2009 年	2010 年	2011 年	2012 年	2013 年	年平均增长
四　川	26.54	42.18	57.25	26.29	17.37	33.2
贵　州	16.4	41.59	53.96	29.33	14.58	30.33
云　南	14.1	37.87	66.08	26.41	16.97	31.03
西　藏	4.68	17.94	46.83	14.57	13.18	18.64
陕　西	16.41	47.47	56.54	29.04	20.13	33.03
甘　肃	14.07	42.32	59.19	25.63	17.46	30.7
青　海	0.67	57.02	62.6	51.73	15.45	35.11
宁　夏	13.03	39.69	62.66	62.49	12.91	36.34
新　疆	12.46	37.06	50.47	32.28	17.96	29.34

注：灰底表示当年增速超过全国平均速度。
资料来源：历年《中国统计年鉴》。

补偿受益人次是新农合制度运行最为重要的基本指标之一，是农村居民医疗健康从新农合制度中受益的直观体现。如表 2－12 所示，从绝对数来看，山东省是我国新农合补偿受益人次最多的省份，全部考察期内补偿受益人次均排在第一位。江苏省、云南省 2009 年前补偿受益人数较多，此后增长较为低迷，而河南省、湖北省和四川省则在 2012 年之后补偿受益人数显著提升。

表 2－12　　2008～2013 年我国各省市新农合补偿受益人次　　单位：万人次

地　区	2008 年	2009 年	2010 年	2011 年	2012 年	2013 年
总　计	58521.08	75896.15	108666	131504.3	174507.3	194218.8
北　京	277.51	456.23	694.5	672.9	565.6	562.9
河　北	1797.38	2259.9	6592.9	10061.9	12406.7	13350.1
山　西	1006.74	1130.03	2570.6	3172.8	3598.4	4105.6
内蒙古	489.14	576.3	894.3	835	823.1	958.7
辽　宁	1308.77	1251.6	1399.9	1639.6	2151.2	2453.3
吉　林	525.68	691.72	627.9	709.4	977.8	665
黑龙江	720.09	758.76	1181.6	1573.1	1960.7	2457.2
上　海	1561.13	1594.3	2035.2	1926.8	1570.8	1683.4

续表

地 区	2008年	2009年	2010年	2011年	2012年	2013年
江 苏	7076.08	8323.16	8956.7	9698	12271.6	14449.2
浙 江	3976.79	5905.08	7758.4	9451	11231.6	12714.2
安 徽	1798.43	2489.16	4260.2	6379.8	10071.6	10382.2
福 建	213.53	213.94	278.5	396.2	831.7	1441.8
江 西	798.96	1288.43	1968.4	2567.5	4079.9	5114.6
山 东	8888.91	12624.98	14605.7	16711.9	23243.4	24655.5
河 南	3649.83	4950.68	11544.6	9829.6	19766.6	27128.6
湖 北	2698.94	3364.38	8659.9	10915.5	13854.6	14256.3
湖 南	1335.67	2159.11	2685.5	3691.5	5617.7	6222.9
广 东	1539.8	2274.74	2909	2806.3	279.7	
广 西	1575.1	1772.25	2448.3	3194.3	5209.5	5564.9
海 南	114.95	432.31	633.3	698.8	827.2	1095.7
重 庆	2687.25	2919.41	2461	3193.8	3127.3	2243.1
四 川	2714.54	2387.57	4905.8	9886.1	14476.1	14698.6
贵 州	1874.61	3573.96	3949.9	4408.9	4887.9	5520.5
云 南	5934.66	7582.62	8043.5	7861.9	9190.4	10041.2
西 藏	385.24	339.89	393.4	422.7	477.6	698.8
陕 西	814.59	1395.44	2433	3641.9	4544.3	4942.6
甘 肃	1050.45	1296.7	2132.4	3068	3901.5	3884.3
青 海	247.56	256.62	275.1	208.7	335.2	300.9
宁 夏	264.53	376.98	535.8	740.4	837.7	831.9
新 疆	846.49	859.4	830.9	1140.1	1390	1795.1

资料来源：历年《中国统计年鉴》。

从补偿受益人次变动情况来看，如表2-13所示，我国新农合补偿受益人次增长迅速，年均增幅在20%左右，2010年增速高达43%。从地区分布情况来看，安徽、江西以及河南等地区在5年考察期内有4年的增长率高于全国平均水平，山西、黑龙江、浙江、福建、湖南、陕西、四川以及海南等地区也有3年的增长率高于全国平均水平。

表 2－13　2009～2013 年我国各省市新农合补偿受益人次增长率　单位:%

地区	2009 年	2010 年	2011 年	2012 年	2013 年
总计	29.69	43.18	21.02	32.7	11.3
北京	64.4	52.23	-3.11	-15.95	-0.48
河北	25.73	191.73	52.62	23.3	7.6
山西	12.25	127.48	23.43	13.41	14.1
内蒙古	17.82	55.18	-6.63	-1.43	16.47
辽宁	-4.37	11.85	17.12	31.2	14.04
吉林	31.59	-9.23	12.98	37.83	-31.99
黑龙江	5.37	55.73	33.13	24.64	25.32
上海	2.12	27.65	-5.33	-18.48	7.17
江苏	17.62	7.61	8.28	26.54	17.75
浙江	48.49	31.39	21.82	18.84	13.2
安徽	38.41	71.15	49.75	57.87	3.08
福建	0.19	30.18	42.26	109.92	73.36
江西	61.26	52.78	30.44	58.91	25.36
山东	42.03	15.69	14.42	39.08	6.08
河南	35.64	133.19	-14.86	101.09	37.24
湖北	24.66	157.4	26.05	26.93	2.9
湖南	61.65	24.38	37.46	52.18	10.77
广东	47.73	27.88	-3.53	-90.03	-100
广西	12.52	38.15	30.47	63.09	6.82
海南	276.09	46.49	10.34	18.37	32.46
重庆	8.64	-15.7	29.78	-2.08	-28.27
四川	-12.05	105.47	101.52	46.43	1.54
贵州	90.65	10.52	11.62	10.86	12.94
云南	27.77	6.08	-2.26	16.9	9.26
西藏	-11.77	15.74	7.45	12.99	46.31
陕西	71.31	74.35	49.69	24.78	8.76
甘肃	23.44	64.45	43.88	27.17	-0.44
青海	3.66	7.2	-24.14	60.61	-10.23
宁夏	42.51	42.13	38.19	13.14	-0.69
新疆	1.53	-3.32	37.21	21.92	29.14

注：灰底表示当年增速超过全国平均速度。
资料来源：历年《中国统计年鉴》。

目前，新农合基金使用率普遍在90%以上，这就意味着筹资总额与当年基金支出总额基本相等。因此，新农合人均筹资与农村居民医疗保健支出的比例，也可以看成新农合人均支付与农村居民医疗保健支出的比例，能够从一个侧面反映出新农合在地区农村居民医疗健康方面的作用。在本书中，我们将这一比例称为新农合支付比。这一比例越高，说明农村居民从新农合医疗制度中获得支付就越多。

如表2-14所示，2008~2013年，我国新农合人均筹资与农村居民医疗保健支出的比例持续提高，从39.13%提升到60.34%，这说明，2013年农村居民医疗保健费用每支付1元，对应新农合支付为0.6元左右，即能享受到1.6元左右的医疗保健服务，而在2008年这一金额在1.4元左右。

表2-14　各地区新农合支付比（人均筹资与农村居民医疗保健支出的比例） 单位:%

地　区	2008年	2009年	2010年	2011年	2012年	2013年
总　计	39.13	39.44	48.03	56.37	60.04	60.34
北　京	47.36	49.94	66.07	61.55	62.86	76.59
河　北	40.9	35.85	40.67	53.4	54.2	49.74
山　西	44.1	42.42	45.79	66.39	59.99	62
内蒙古	28.65	25.76	33.68	46.13	52.35	45.03
辽　宁	34.26	26.46	38.28	48.65	53.85	44.84
吉　林	21.2	19.9	32.52	34.31	34.56	37.46
黑龙江	23.64	23.51	34.12	40.2	40.62	42.22
上　海	77.03	76.3	129.63	108.63	119.78	80.05
江　苏	43.17	45.85	53	42.29	45.26	48.72
浙　江	26.67	31.23	35.5	44.31	64.39	70.55
安　徽	47.67	44.65	57.42	52.16	57.82	66.72
福　建	44.73	47.16	60.47	73.16	78.51	72.7
江　西	44.81	44.25	61.84	67.09	77.33	85.3
山　东	31.26	34.22	35.22	50.4	48.35	48.93
河　南	41.48	41.83	52.32	57.89	62.58	58.46
湖　北	44.33	44.94	50.91	53.67	50.35	58.47
湖　南	32.59	40.18	48.09	58.28	58.64	54.93
广　东	44.05	56.12	52.27	61.07	60.86	0

续表

地　区	2008 年	2009 年	2010 年	2011 年	2012 年	2013 年
广　西	50.3	51.03	65.68	76.55	76.26	83.26
海　南	78.18	96.09	104.23	82.41	97.9	96.16
重　庆	44.94	43.03	52.35	61.82	61.46	81.69
四　川	39.59	40.6	53.97	56.71	59.38	62.31
贵　州	92.17	77.66	82.21	91.52	103.18	110.49
云　南	49.22	51.73	58.72	75.67	81.57	98.04
西　藏	289.75	228.39	270.66	429.92	391.92	512.87
陕　西	35.8	31.8	41.04	45.31	50.31	48.26
甘　肃	54.71	57.08	72.02	68.65	73.52	66.96
青　海	38.77	36.18	53.75	87.35	78.51	69.66
宁　夏	28.95	29.27	34.86	53.3	78.25	61.94
新　疆	41.99	36.49	50.3	63.2	70.94	62.64

注：灰底表示当年支付比超过全国平均水平。
资料来源：历年《中国统计年鉴》。

分地区来看，西藏的新农合支付比最高，从 2008 年的 289.75% 增长到 2013 年的 512.87%。这意味着，2013 年西藏参合农民每支付 1 元，能享受到新农合支付 5.12 元，即获得 6.12 元左右的医疗服务。贵州、海南等地区的新农合支付比也接近甚至超过 100%。北京、上海、江西、福建、广西、重庆、云南、甘肃等地每年的新农合支付比高于全国平均水平。

新农合医疗制度缓解了我国农村居民因病致贫、因病返贫的现象，提高了农民自身的医疗保健意识，在一定程度上促进了我国农村居民的医疗保健支出。

如表 2－15 所示，我国农村居民人均医疗保健支出从 2008 年的 245.97 元增长到 2013 年的 614.2 元，6 年提高了 2 倍。其中，北京、上海、浙江等经济发达地区农村居民人均医疗保健支出排在全国前列，尤其是上海，2013 年上海农村居民人均医疗保健支出已经高达 1990.9 元。

表 2－15　　2008～2013 年我国各地区农村居民人均医疗保健支出　　单位：元

地　区	2008 年	2009 年	2010 年	2011 年	2012 年	2013 年
全　国	245.97	287.54	326.04	436.75	513.81	614.2
北　京	709.44	867.87	840.61	1035.18	1125.25	1167.1

续表

地 区	2008年	2009年	2010年	2011年	2012年	2013年
天 津	301.06	299.79	360.47	571.65	760.41	732.6
河 北	219.32	289.27	344.25	434.67	543.75	696
山 西	210.32	240.94	328.92	349.29	490.25	559
内蒙古	320.62	416.87	467.97	534.18	588.87	831.2
辽 宁	283.37	409.64	413.83	482.85	548.77	789.5
吉 林	380.71	511.5	462.42	673.57	840.52	968.6
黑龙江	351.05	434.25	443.16	573.59	727.02	839.2
上 海	697.11	738.94	584.51	908.63	1028.96	1990.9
江 苏	290.93	322.99	362.28	645.59	724.23	809.9
浙 江	532.06	609.07	709.3	921.31	746.05	943.9
安 徽	199.44	227.1	264.39	440.53	510.06	551.7
福 建	197.85	219.02	251.36	321.2	380.6	481.7
江 西	205.68	232.78	243.84	346.68	380.45	401.3
山 东	280.49	301.55	383.89	508.38	635.34	738.8
河 南	215	242.87	287.83	399.71	468.81	603.7
湖 北	210.36	236.31	295.24	438.2	591.87	624.4
湖 南	244.17	258.07	293.59	396.54	497.24	638.3
广 东	259	232	307.43	398.54	446.46	502
广 西	154.32	205.16	228.99	301.25	383.95	413.4
海 南	123.82	129.26	138.35	290.13	306.54	362.2
重 庆	197.15	242.6	270.31	375.26	482.24	535.9
四 川	209.22	258.13	276.06	413.12	498.29	557.4
贵 州	96.38	133.15	178.07	246.28	282.51	302.3
云 南	181.97	197.55	239.94	309.25	362.63	352.9
西 藏	53.84	71.5	71.16	65.78	82.67	71.5
陕 西	251.23	329.26	376.2	533.44	619.94	776.4
甘 肃	164.72	180.09	203.13	339.28	398.01	513.3
青 海	270.06	291.34	307.92	308.08	520.06	676.7
宁 夏	318.77	356.39	417.92	444.69	492.14	702
新 疆	244.59	316.55	314.73	376.87	444.18	593.4

注：灰底表示人均医疗保健支出较高地区。

资料来源：历年《中国统计年鉴》。

随着各地区农村居民医疗保健意识的增强，医疗保健支出占消费支出总额的比重也逐步提高。如表2－16所示，2008年我国农村居民医疗保健支出占消费支出总额比为6.72%，2013年提高到9.27%。

表2－16　我国各地区农村居民医疗保健支出占消费支出总额比　单位：%

地区	2008年	2009年	2010年	2011年	2012年	2013年
全国	6.72	7.2	7.44	8.37	8.7	9.27
北京	9.74	9.75	9.08	9.34	9.47	8.61
天津	7.87	7.02	7.3	8.5	9.12	7.21
河北	7.02	8.64	8.95	9.23	10.14	11.35
山西	6.79	7.29	8.98	7.61	8.81	9.62
内蒙古	8.86	10.5	10.49	9.7	9.23	11.44
辽宁	7.43	9.63	9.22	8.93	9.15	11.03
吉林	11.06	13.11	11.15	12.7	13.59	13.12
黑龙江	9.13	10.24	10.09	10.75	12.71	12.32
上海	7.64	7.54	5.72	8.22	8.6	13.99
江苏	5.46	5.56	5.54	7.98	7.93	8.17
浙江	7.06	7.88	7.94	9.25	7	8.03
安徽	6.07	6.21	6.59	8.89	9.18	9.64
福建	4.24	4.37	4.57	4.91	5.14	5.91
江西	6.22	6.59	6.23	7.44	7.42	7.1
山东	6.88	6.83	7.99	8.62	9.38	9.99
河南	7.06	7.17	7.82	9.25	9.32	10.73
湖北	5.76	6.34	7.22	8.75	10.34	9.94
湖南	6.42	6.42	6.81	7.66	8.47	9.66
广东	5.32	4.62	5.57	5.93	5.99	6.02
广西	5.17	6.35	6.63	7.15	7.78	7.94
海南	4.29	4.19	4.01	6.96	6.42	6.63
重庆	6.83	7.72	7.46	8.34	9.61	9.25
四川	6.69	6.23	7.08	8.84	9.28	8.84
贵州	4.45	5.5	6.24	7.13	7.24	6.38
云南	6.08	6.75	7.06	7.73	7.95	7.44

续表

地　区	2008年	2009年	2010年	2011年	2012年	2013年
西　藏	2.45	2.98	2.67	2.4	2.79	2
陕　西	8.43	9.83	9.92	11.88	12.12	13.56
甘　肃	6.86	6.51	6.9	9.26	9.6	10.58
青　海	9.32	9.08	8.16	6.79	9.74	11.17
宁　夏	10.3	10.65	10.41	9.41	9.2	10.82
新　疆	9.09	10.73	9.1	8.57	8.38	9.7

注：灰底表示当年地区农村居民医疗保健支出占消费支出总额比超过全国平均水平。
资料来源：历年《中国统计年鉴》。

从地区分布来看，吉林省农村居民医疗保健支出占消费支出总额比位于全国前列，河北、内蒙古、辽宁、吉林、黑龙江、陕西、宁夏农村居民医疗保健支出占消费支出总额比始终高于我国平均水平，而广东、江苏等发达地区的农村居民医疗保健支出占消费支出总额比低于全国平均水平。

2.3　新农合对农村居民的影响

新型农村合作医疗制度自运行以来，在一定程度上缓解了农村居民因病致贫、因病返贫的现象，也给农村居民的消费、流动、劳动力供给等多个方面带来了影响。

2.3.1　新农合对农村居民消费的影响

由健康相关风险引起的未来医疗保健支出的不确定性是我国居民，尤其是农村居民进行预防性储蓄的关键原因。医疗保障程度对于降低居民医疗保健支出的不确定性对促进居民，尤其是农村居民的各类消费行为有重要的作用（丁继红等，2013；蔡伟贤和朱峰，2015）。

马双等（2010）利用CHNS数据的分析发现，新农合使农村居民显著提高了热量、碳水化合物和蛋白质的摄入量。王艳玲（2014）进一步指出，新农合显著提高了农村居民的食物消费。

从表2-17不难发现，2005年之后，我国农村居民在肉禽及制品，尤其是牛肉、羊肉，蛋及制品，奶及制品，水产品，瓜果及制品，坚果及制品的消费量逐年提高。

表 2-17　　　　我国农村居民人均主要食品消费量　　　　单位：千克

指　标	1990 年	1995 年	2000 年	2005 年	2010 年	2011 年	2012 年
粮食（原粮）	262.08	256.07	250.23	208.85	181.44	170.74	164.27
小麦	80.03	81.49	80.27	68.44	57.52	54.75	52.33
稻谷	134.99	129.25	126.82	113.36	101.91	97.09	92.59
大豆		2.28	2.53	1.91	1.61	1.38	1.14
蔬菜	134.00	104.62	106.74	102.28	93.28	89.36	84.72
食油	5.17	5.80	7.06	6.01	6.31	7.48	7.83
植物油	3.54	4.25	5.45	4.90	5.52	6.60	6.93
肉禽及制品	12.59	13.56	18.30	22.42	22.15	23.30	23.45
猪肉	10.54	10.58	13.28	15.62	14.40	14.42	14.40
牛肉	0.40	0.36	0.52	0.64	0.63	0.98	1.02
羊肉	0.40	0.35	0.61	0.83	0.80	0.92	0.94
禽类	1.25	1.83	2.81	3.67	4.17	4.54	4.49
蛋及制品	2.41	3.22	4.77	4.71	5.12	5.40	5.87
奶及制品	1.10	0.60	1.06	2.86	3.55	5.16	5.29
水产品	2.13	3.36	3.92	4.94	5.15	5.36	5.36
食糖	1.50	1.28	1.28	1.13	1.03	1.04	1.19
酒	6.14	6.53	7.02	9.59	9.74	10.15	10.04
瓜果及制品	5.89	13.01	18.31	17.18	19.64	21.30	22.81
坚果及制品		0.13	0.74	0.81	0.96	1.21	1.30

注：灰底表示该食品人均主要食品消费量持续递增。
资料来源：《中国统计年鉴》(2014)。

英和杜（Ying & Du，2012）认为，新型农村合作医疗制度刺激了农村居民耐用品的消费，包括电话、电饭煲、洗衣机、电视机、冰箱、风扇、相机 7 种耐用品的消费有明显增长。岳爱等（2013）的研究结论也支持这一判断。白重恩等（2012）基于 2003～2006 年农村固定观察点面板数据的研究发现，新农合使农村居民的非医疗类消费增加了 5.6%，对较低收入者或健康状况较差家庭的消费影响更显著。蔡伟贤和朱峰（2015）基于改进的 Probit 模型，利用中国营养健康调查数据发现，新型农村合作医疗制度有效地提高了农村居民家庭，尤其是健康中、高风险农村居民耐用品的消费水平，上一期农村居民参保行为，特别是健康高风险居民家庭的参保行为，对耐用品的刺激作用更加明显。

从表2－18可以看出，2000年之后，除了自行车、固定电话、黑白电视机外，我国农村居民的平均每百户年末主要耐用消费品拥有量稳步提升。尤其是移动电话、彩色电视机和相机的拥有量提升非常迅速。

表2－18　　我国农村居民平均每百户年末主要耐用消费品拥有量

指　　标	1990年	1995年	2000年	2005年	2010年	2011年	2012年
洗衣机　（台）	9.12	16.90	28.58	40.20	57.32	62.57	67.22
电冰箱　（台）	1.22	5.15	12.31	20.10	45.19	61.54	67.32
空调　（台）		0.18	1.32	6.40	16.00	22.58	25.36
抽油烟机　（台）		0.61	2.75	5.98	11.11	13.23	14.69
自行车　（辆）	118.33	147.02	120.48	98.37	95.98	77.11	78.97
摩托车　（辆）	0.89	4.91	21.94	40.70	59.02	60.85	62.20
固定电话　（部）			26.38	58.37	60.76	43.11	42.24
移动电话　（部）			4.32	50.24	136.54	179.74	197.80
黑白电视机（台）	39.72	63.81	52.97	21.77	6.38	1.66	1.44
彩色电视机（台）	4.72	16.92	48.74	84.08	111.79	115.46	116.90
照相机　（台）	0.70	1.42	3.12	4.05	5.17	4.55	5.18
计算机　（台）			0.47	2.10	10.37	17.96	21.36

但是，也有学者提出了不同意见。菲利浦·布朗等认为，中国新型农村合作医疗制度的报销力度不足以提升农村居民的消费水平。唐志祥（2014）指出，新农合对农村人均消费、人均医疗消费、人均非医疗消费、食品支出和日常生活及其他消费都会产生影响，但在目前的筹资水平上，影响的程度有限。

2.3.2　新农合对农民医疗行为和医疗费用支出的影响

雷和林（2009）基于中国健康营养调查（CHNS）数据的研究发现，中国新农合参合者的实际医疗支出并未显著下降。一个可能的解释是新农合提高了非住院医疗服务支出（威格斯达夫等，2009）。在此基础上，程令国等（2012）基于中国老年健康影响因素跟踪调查（CLHLS）2005年和2008年两年数据的分析指出，新型农村合作医疗显著提高了参合者的健康水平，但是并没有给参合者带来实际医疗支出和大病支出发生率的明显下降。

由表2－19可知，我国农村居民医疗保健支出占生活消费支出总额的比例呈现逐年上升趋势，新农合并未能降低农村居民的支出水平。但这也可能是农村居民健康意识的提高，增加就诊次数造成的。

表2－19　　医疗保健支出占农村居民生活消费总支出比例　　单位:%

指　　标	2005年	2007年	2008年	2009年	2010年	2011年	2012年	2013年
医疗保健	6.58	6.52	6.72	7.20	7.44	8.40	8.7	9.3

资料来源：历年《中国统计年鉴》。

表2－20显示，我国基层医疗卫生机构诊疗人次在2005～2013年大幅度增长，从2005年的259357.6万人次增加到2013年的432431万人次，年均增长6.6%。这其中社区卫生服务中心增长最快，年均增长30%以上，社区卫生服务站增长率也接近15%。而乡镇卫生院、村卫生室并没有出现超出平均水平的增长率。

表2－20　　我国基层医疗卫生机构诊疗人次数统计　　单位：万人次

医疗机构	2005年	2008年	2009年	2010年	2011年	2012年	2013年	年均增长率（%）
总计	259357.6	296276.6	339236.5	361155.6	380559.8	410920.6	432431	6.60
社区卫生服务中心	5938.5	17247.3	26080.2	34740.4	40950	45475.1	50788.6	30.77
政府办	5407.7	14954.9	20464.7	32200	37108.6	40277.1	42221.5	29.29
社区卫生服务站	6281.5	8425.1	11617.3	13711.1	13703.8	14393.6	14921.2	11.42
政府办		1989.2	2638.3	4266.6	4634.5	4052.9	3997.8	14.98
街道卫生院	2017.8	3490	4285.1	2698.7	1103.8	1009.1	999.7	－8.40
乡镇卫生院	67923.3	82680.1	87660.8	87420.1	86649.8	96757.8	100712.7	5.05
政府办	66843.5	80966.4	85885.6	86208.6	85622.3	95975.6	99985.7	5.16
村卫生室	123411.6	136891.2	155170.1	165702.3	179206.5	192707.6	201218.4	6.30
门诊部	4238.5	5140.1	6086.5	6561.3	7084.2	7539.5	8378.6	8.89
诊所（医务室）	49546.4	42402.8	48336.5	50321.7	51861.6	53037.8	55411.8	1.41

资料来源：《中国卫生统计年鉴（2014）》。

如表2－21所示，2005～2013年，我国基层医疗卫生机构入院人数年均增长12.51%，其中社区卫生服务中心的增幅最大，达到年均34.9%，其次是乡镇卫生院，接近12%。

表2－21 基层医疗卫生机构入院人数统计 单位：万人

医疗机构	2005年	2008年	2009年	2010年	2011年	2012年	2013年	年均增长率（%）
总计	1675.3	3507.7	4111.3	3949.9	3775	4253.9	4300.7	12.51
社区卫生服务中心	26.6	103.3	164.2	218.1	247.3	268.7	292.1	34.92
政府办	24	80.9	126.1	182.7	204.2	215.4	233.4	32.89
社区卫生服务站		38	60.5	43.5	42.2	39.8	30.1	－4.55
政府办		14.8	15.9	11.9	10	9.8	5.5	－17.96
街道卫生院	19.4	41.9	62.4	46.6	23.4	23.7	20.9	0.94
乡镇卫生院	1621.9	3312.7	3807.7	3630.4	3449	3907.5	3937.2	11.72
政府办	1591.9	3264.4	3746.4	3595.4	3417	3879.3	3911.6	11.89
村卫生室								
门诊部	7.4	11.8	16.4	11.3	12.9	14.2	20.3	13.44

资料来源：《中国卫生统计年鉴（2014）》。

我国乡镇卫生院医疗服务规模也大幅度提升（见表2－22）。

表2－22 1981～2013年我国乡镇卫生院医疗服务情况统计

年份	诊疗人次数（亿次）	入院人数（万人）	病床周转次数（次）	病床使用率（%）	平均住院日（日）
1981	14.38	2123	29.5	53.5	6.3
1982	14.19	2228	31	54.2	6
1983	13.65	2373	33.4	56.6	5.9
1984	12.65	1893	27.9	49.1	6
1985	11	1771	26.4	46	5.9
1986	11.18	1782	26.9	46	5.9
1987	11.3	1959	28.5	47.4	5.6
1988	11.36	2031	29.2	47.3	5.6
1989	10.6	1935	28.3	44.6	5.4

续表

年份	诊疗人次数（亿次）	入院人数（万人）	病床周转次数（次）	病床使用率（%）	平均住院日（日）
1990	10.65	1958	28.6	43.4	5.2
1991	10.82	2016	29.1	43.5	5.1
1992	10.34	1960	28.7	42.9	5.1
1993	8.98	1855	27.9	38.4	4.6
1994	9.73	1913	29.4	40.5	4.6
1995	9.38	1960	29.9	40.2	4.6
1996	9.44	1916	28.6	37	4.4
1997	9.16	1918	26	34.5	4.5
1998	8.74	1751	24.4	33.3	4.6
1999	8.38	1688	24.2	32.8	4.6
2000	8.24	1708	24.8	33.2	4.6
2001	8.24	1700	23.7	31.3	4.5
2002	7.1	1625	28	34.7	4
2003	6.91	1608	28.1	36.2	4.2
2004	6.81	1599	27	37.1	4.4
2005	6.79	1622	25.8	37.7	4.6
2006	7.01	1836	28.8	39.4	4.6
2007	7.59	2662	36.7	48.4	4.8
2008	8.27	3313	42	55.8	4.4
2009	8.77	3808	42.9	60.7	4.8
2010	8.74	3630	38.4	59	5.2
2011	8.66	3449	35.2	58.1	5.6
2012	9.68	3908	37.4	62.1	5.7
2013	10.07	3937	36.1	62.8	5.9
中心卫生院	4.16	1829	38.1	65.8	5.9
乡卫生院	5.92	2108	34.6	60.5	5.9

资料来源：《中国卫生统计年鉴（2014）》。

从图2－4可以看出，乡镇卫生院诊疗人次数出现“U”形波动，从1981年的14.38亿次逐步降到2005年的6.79亿次，此后开始攀升，逐步增加到

2013 年的 10 亿次。而住院人数持续增加，从 2005 年的 2123 万人，增加到 2013 年的 3937 万人。不难发现，2005 年之后，不论是诊疗人数还是住院人数都有了较大幅度的增加，这其中新农合的作用不能忽视。

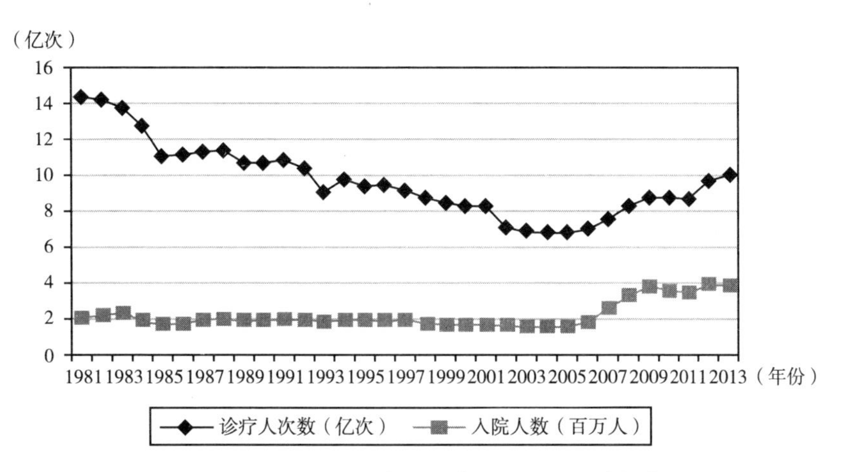

图 2-4　1981~2013 年我国乡镇卫生院医疗服务情况 1

相类似的是我国乡镇卫生院的病床周转次数，2001 年前呈现波动，2001 之后处于上升趋势。与此同时，病床使用率呈现更明显的“U”形形态，乡镇卫生院病床使用率在 2001 年之后逐年增长（见图 2-5）。这一时间节点医疗设施使用率的巨大变化，让人无法对新农合在其中的推动作用产生怀疑。

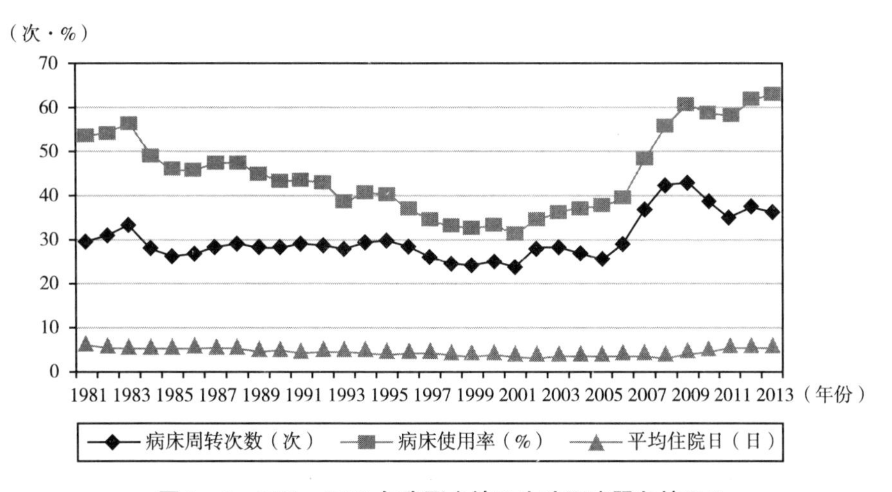

图 2-5　1981~2013 年我国乡镇卫生院医疗服务情况 2

2.3.3 新农合对县级、乡村医院、医护人员的影响

杜长宇（2010）指出，在对农民就医习惯的调查中，92.8%的农民选择普通门诊在村卫生室就医（见表2－23），村卫生室是农民使用频率最高的医疗机构。

表2－23 农民的就医习惯 单位：%

医疗机构	普通门诊	住院
村卫生室	92.8	0
乡镇卫生院	4.2	11.35
县级医院	2.8	78.6
县外医院	0.2	10.05

因此，如果新农合制度能增强农村居民的医疗健康意识，增加就诊次数，那么农民最偏好的医疗机构将在规模上得到相应的发展。而实际情况是否如我们预期的这样呢？表2－24对我国主要年份乡村医生和卫生员数进行了统计。

表2－24 1985～2013年中国主要年份乡村医生和卫生员数统计

年份	乡村医生和卫生员			每千农业人口合计	年份	乡村医生和卫生员			每千农业人口合计
	合计	乡村医生	卫生员			合计	乡村医生	卫生员	
1985	1293094	643022	650072	1.55	2001	1290595	1021542	269053	1.41
1990	1231510	776859	454651	1.38	2003	867778	791956	75822	0.98
1991	1253324	794507	458817	1.39	2004	883075	825672	57403	1
1992	1269061	816557	452504	1.41	2005	916532	864168	52364	1.05
1993	1325106	910664	414442	1.47	2006	957459	906320	51139	1.1
1994	1323701	933386	390351	1.47	2007	931761	882218	49543	1.06
1995	1331017	955933	375084	1.48	2008	938313	893535	44778	1.06
1996	1316095	954630	361465	1.46	2009	1050991	995449	55542	1.19
1997	1317786	972288	345498	1.45	2010	1091863	1031828	60035	1.23
1998	1327633	990217	337416	1.46	2011	1126443	1060548	65895	1.27
1999	1324937	1009665	315272	1.45	2012	1094419	1022869	71550	1.25
2000	1319357	1019845	299512	1.44	2013	1081063	1004502	76561	1.23

资料来源：《中国卫生统计年鉴（2014）》。

如图2－6所示，我国乡村医生人数在1985～2012年呈现波段变动，2000年稳步增长，2001年出现断崖式下跌，之后又逐步增加。与此相反，乡村卫生员数在2000年前持续减少，2001年也出现大幅度下降，此后基本稳定。而曲线2001年之后的逐步上升与新农合制度的开展具有明显的相关关系，这意味着新农合制度的推广使得我国乡村医生和卫生员人员得到发展。

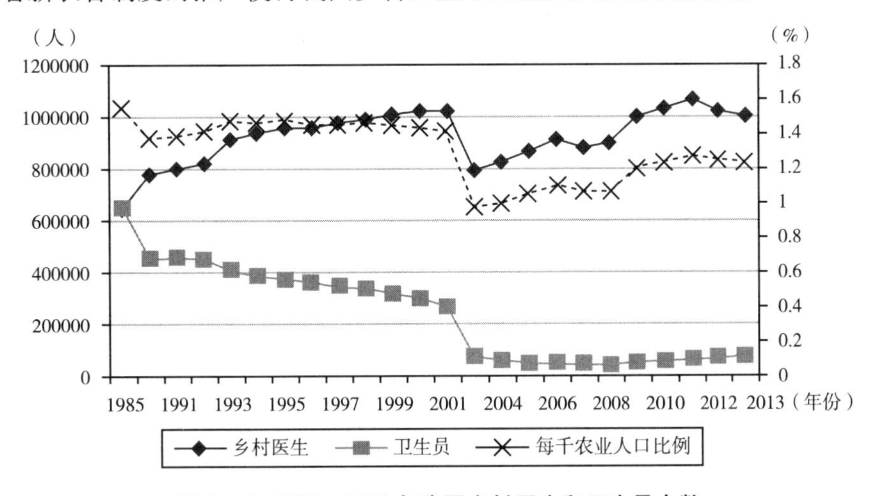

图2－6 1985～2013年我国乡村医生和卫生员人数

在乡镇卫生院，各医疗机构的变化体现在以床位为标准的医院规模上的扩大。如表2－25所示。100张床规模以上医院的比例年均增长超过30%，50～99张床规模医院的比例年均增长也达25%以上。

表2－25 2005～2013年我国主要年份乡镇卫生院机构、床位、人员数统计

项目		2005年	2009年	2010年	2011年	2012年	2013年	年增长率（%）
机构数合计（个）		40907	38475	37836	37295	37097	37015	－1.98
机构数	中心卫生院	10025	10397	10373	10590	10590	10538	1.00
	乡镇卫生院	30882	28078	27463	26705	26507	26477	－3.03
	无床	2295	1691	1482	1469	1474	1463	－8.61
	1～9张	14272	7863	7075	6447	5965	5848	－16.34
	10～49张	22073	24043	23701	23362	22805	22261	0.17
	50～99张	1897	4111	4637	4913	5530	5990	25.86
	100张及以上	370	767	941	1104	1323	1453	31.47

续表

项　目		2005 年	2009 年	2010 年	2011 年	2012 年	2013 年	年增长率（%）
床位数合计（张）		678240	933424	994329	1026251	1099262	1136492	10.88
床位	中心卫生院	281456	392214	421441	444726	477898	497944	12.09
	乡镇卫生院	396784	541210	572888	581525	621364	638548	9.98
人员数合计（人）		1012006	1131052	1151349	1165996	1204996	1233858	4.04
人员	卫生技术人员	870500	949955	973059	981227	1017096	1043441	3.69
	执业（助理）医师	398848	418943	422648	408587	423350	434025	1.70
	注册护士	164412	202663	217693	230339	247355	270210	10.45
	其他技术人员	38862	56450	53508	53166	52520	54401	6.96
	管理人员	47178	45889	43983	43775	42669	41709	-2.43
	工勤技能人员	55466	78758	80799	87828	92711	94307	11.20

资料来源：《中国卫生统计年鉴（2014）》。

与近年来我国乡镇医疗结构就诊人数、住院人数大幅度增长相对应的是，医疗机构收入也大幅度增长。如表 2-26 所示，2009～2013 年，我国乡镇卫生院机构数在减少，而平均每院总收入增长迅速，从 2009 年的 260.7 万元增长到 2013 年的 504.1 万元，年均增长 17.92%。其中财政补助收入和上级补助收入年增长率分别高达 42.69% 和 22.58%，是医院总收入增长的主要因素。

而值得关注的是，平均每个中心总支出在 2009～2013 年年均增长超过 18%，其中医疗卫生支出年增长超过 19%，人员经费年均增长超过 20%。

我国乡镇卫生院门诊病人人均医药费增长较为平稳，年平均在 3.35%；而住院病人人均医药费相对增长较快，年均增幅达 9%。

表 2-26　2009～2013 年中国乡镇卫生院收入、支出及病人医药费用统计

指标名称	2009 年	2010 年	2011 年	2012 年	2013 年	年均增长率（%）
机构数（个）	37785	37386	36785	36554	36421	-0.91
平均每院总收入（万元）	260.7	301.3	359.3	444.5	504.1	17.92
医疗收入（万元）	197.8	208.7	210.1	252.2	282.1	9.28
内：药品收入	115.2	118.7	105.5	130.2	143.1	5.57
财政补助收入（万元）	48.9	76	131.4	174	202.7	42.69

续表

指标名称	2009年	2010年	2011年	2012年	2013年	年均增长率(%)
上级补助收入（万元）	3.1	5.2	6.3	6.5	7	22.58
平均每个中心总支出（万元）	250	290.4	349	426.5	492	18.44
医疗卫生支出（万元）	232.2	266	317.1	409.1	468.2	19.16
内：药品支出（万元）	68.7	77.1	86.7	118.3	134.4	18.27
平均每院人员经费（万元）	82.1	94.5	119.9	148.4	183.4	22.25
职工人均年业务收入（万元）	7	7.2	7	8	8.7	5.59
医师人均年业务收入（万元）	18.9	19.5	20	22.8	24.7	6.92
门诊病人（次均）医药费（元）	46.2	47.5	47.5	49.2	52.7	3.35
药费（元）	28.8	28.7	25.3	27	28.7	-0.09
药费所占比重（%）	62.3	60.4	53.3	54.8	54.4	-3.33
住院病人人均医药费（元）	897.2	1004.6	1051.3	1140.7	1267	9.01
药费（元）	479.6	531.1	492.3	550	592.9	5.44
药费所占比重（%）	53.5	52.9	46.8	48.2	46.8	-3.29

注：2009~2011年医疗卫生支出为医疗支出，药品支出为药品费。
资料来源：《中国卫生统计年鉴（2014）》。

总体来看，我国新型农村合作医疗制度推广以来，农民“因病致贫”、“因病返贫”现象得到了有效缓解，医疗负担得以减轻。由于我国地区间差异较大，新农合运行制度环境存在巨大异质性，造成我国欠发达地区与经济发达地区在新农合的效果、面临的问题等方面存在一定差异。鉴于欠发达地区新农合医疗制度在农村居民医疗健康领域的重要性，针对欠发达地区展开新农合医疗制度的深入研究，具有很强的现实意义。

第3章　困境与挑战：欠发达地区新农合制度面临的问题

新农合制度在农村居民抵御重大疾病风险、提高健康状况等方面发挥着越来越重要的作用。但随着制度的运行，新农合制度设计存在的缺陷开始凸显，例如自愿原则导致逆向选择问题、支付体系难以控制医疗费用快速增长等。

欠发达地区通常是指人均国内生产总值、人均财政收入、农民人均纯收入三项主要经济指标均低于全国平均水平、发达程度低或发展不充分的地区。这些特征将导致新农合制度在欠发达地区的运行面临哪些特殊的困难和挑战？本章带着问题，对新型农村合作医疗制度进行剖析，结合欠发达地区的农民收入、地方财政、农民健康意识以及医疗水平等方面的特征，试图指出新型农村合作医疗制度在欠发达地区实施过程中所面临的问题。

在本书1.3节中通过文献梳理得到，我国欠发达地区新农合制度存在着人均筹资水平较低，参合农民缴费比例偏高、基金使用率低、受益水平低、农民参合意识薄弱、医疗服务设施落后、组织管理功能不强等诸多问题。本部分在此基础上进一步分析欠发达地区经济社会发展特征对于新农合制度运行产生的冲击。

3.1　自愿原则导致欠发达地区更容易出现逆向选择问题

欠发达地区存在大量剩余劳动力，外出务工人员较多。新型农村合作医疗采取患病者须在当地就诊的医疗的补偿机制，造成部分外出务工人员参加农村合作医疗积极性不高。“农民参加合作医疗的概率因为家庭成为务工而下降”（朱信凯，2009），这样既影响参合率，也使一部分身体健康的青壮年外出务工人员退出合作医疗，从而使逆向选择问题更为突出。王兰芳等（2007）通过实证研究发现，外出务工人员参加合作医疗的意愿不强，魏来（2009）对贵州省某村的调查也发现，长期外出务工人员参加合作医疗的比例不到半数。另一方面，由于外出务工人员没有城市户口，没有资格参加城市医疗保险，使得他们处于医疗保障的一个真空地带（刘军民，2006）。这就意味着，欠发达地区因劳动力流出，导致农民参合率较低。

由表3-1可知，北京、天津、上海、江苏、浙江、广东等经济发达地区的农村参合率明显高于河南、安徽、湖南、广西等劳动力流出地。这说明自愿原则更容易导致逆向选择问题。

表3-1　　2008~2010年我国分地区农民参合率情况　　单位：%

地　区	2008年	2009年	2010年
全国	92.47	94.35	94.35
北京	97.47	100.28	103.7
天津	93.05	95.56	—
上海	101.67	101.22	94.65
江苏	113.13	118.37	118.9
浙江	93.63	92.61	90.64
福建	100.01	101.72	103.12
山东	108.49	109.11	114.94
广东	121.84	121.31	95.44
河北	94.72	96.65	100.41
山西	89.88	90.89	92.93
辽宁	91.88	93.09	93.54
吉林	81.88	83.84	84.06
黑龙江	68.16	68.89	70.63
安徽	86.29	88.15	90.05
河南	88.52	89.79	90.78
湖北	94.75	103.41	97.24
湖南	83.47	84.87	89.51
广西	84.82	88.49	88.63
海南	88.12	86.97	85.93
重庆	85.46	93.65	100.18
四川	91.6	92.08	94.57
江西	87.9	90.96	91.84

注：参合率由参合人数/农业人口数获得。
资料来源：《中国统计年鉴》（2009~2011）。

3.2 自愿原则造成欠发达地区出现逆向转移支付

从目前全国新农合参合农户个人出资情况来看，农民的出资额越来越高，从最初始的每人每年 10 元，增长到 20 元、30 元，部分地区甚至达 50 元以上。这对于欠发达地区贫困农村家庭来说是一笔不小的开支。不可避免的结果是，最贫困的农村居民，事实上也是最需要帮助的人，可能因为缺乏缴费能力而无法参合。能够参合的主要是农村相对富裕的群体，新农合制度成为农村中“富裕群体的互助体制”。政府对其用一般性税收收入进行补贴，必然形成逆向转移支付问题，进一步加剧不平等，影响社会公平，这显然与社会保障制度需要突出对经济弱势群体保护的一般性原则是矛盾的。

由表 3－1 可知，北京、天津、上海、广东等劳动力流入地的农村参合率明显高于江西、河南、安徽、湖南、广西等经济欠发达地区，自愿原则更容易导致逆向转移支付问题。

进一步的散点图分析发现（见图 3－1），地区 GDP 与农村居民参合率之间存在正相关关系。两者之间的相关系数为 0.6917。

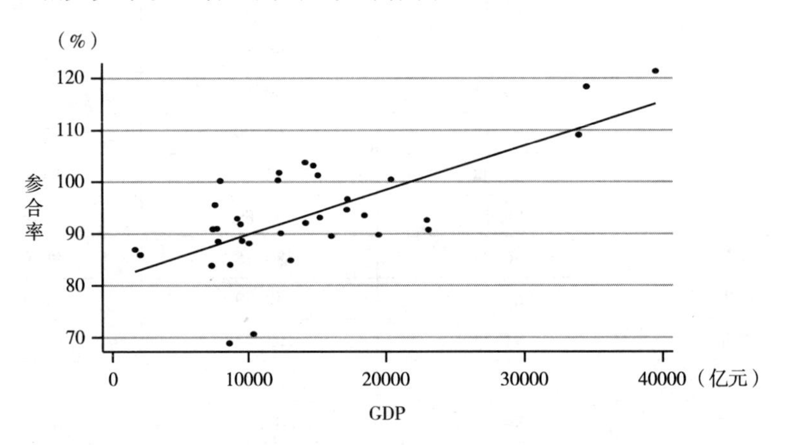

图 3－1　地区 GDP 与农村居民参合率散点图 1

由于我国地区之间在经济政治环境等方面存在巨大的差异，简单将地区 GDP 与农村居民参合率进行散点图分析，地区的个体特征将在较大程度上影响两者的实际相关关系。因此，为了剔除地区特征，对数据进行一阶差分处理，消除不随时间变化的个体特征变量。通过再次进行散点图分析，发现两者之间依然存在正相关关系，如图3-2所示。但相关系数显著下降，仅为0.2417，且统计上并不显著，如表3-2所示。

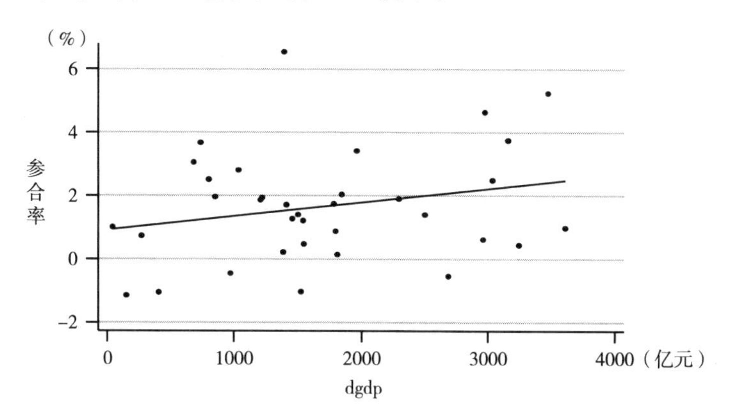

图3-2　地区GDP与农村居民参合率散点图2

表3-2　地区GDP与农村居民参合率相关系数

	未一阶差分	一阶差分后
相关系数	0.6917（0.0000）	0.2417（0.1619）

3.3　大病统筹为主更容易影响欠发达地区参合农民的积极性

新型农村合作医疗制度以大病统筹为主、兼顾小病、排除预防。而在农村，真正需要优先关注的、与广大农民基本健康关系更为密切的是常见病和多发病。很多大病都是因小病得不到及时治疗所致。农村中“因病致贫”、“因病返贫”的一般是家庭主要劳动力有病，据调查主要患胃病、心脏病、高血压等慢性病或“小病”，需要经常服药治疗、开销大，定位于保大病与农村初级卫生保健基本目标相悖，也不可能获得良好的卫生投入绩效。

据统计，缴费农民因大病住院者只占人口的1%～3%。只保大病意味着缴费农民中的绝大多数得不到任何实惠。同时使病人流向趋向县级以上医院，更荒芜了乡镇卫生院本来就利用不足的卫生资源。即便将一部分资金同时保小病，受方案设计的影响，也未见得参合农民一定能得到实惠，受益面必然很窄，无法激励农民积极性，也很容易导致逆向选择。况且，发达地区与不发达地区的农民对大病统筹的看法不同。调查表明，富裕农民主要想保大病，因为他们依靠自己的经济能力大体上可以应付小病。而贫困农民希望预防常见病、多发病和大病都能得到保障，因为他们刚刚解决，甚至还没有解决生计问题，最需要健康却没有能力顾及自己。

此外，较低的筹资水平也保不了大病。按照目前的制度设计，加上中央和地方政府补贴，每人每年的筹资额只有30多元钱，即使筹资额达50元，依目前的医疗费用水平，指望对罹患大病者给予充分经济保障是不可能的，主要医疗费用还必须由患者自付。经对若干地区实施方案的测算，参合人可获得的大病补贴最多只能达30% ~40%。这种保险系数保守，统筹资金使用比例低，住院补偿的受益面窄，患者得到补偿数额少的状况，无论是对于防止因病致贫，还是对于提高农民参合积极性，无疑是严重的制约。2008 ~2010 年我国新农合总受益面情况如表3 -3 所示。

表3 -3　2008 ~2010 年全国部分地区新农合总受益面情况　单位:%

地区	2008年	2009年	2010年	年均增长率	地区	2008年	2009年	2010年	年均增长率
北　京	101.85	165.91	249.33	34.78	河　北	38.5	47.15	131.91	50.75
天　津	97.19	106.14	—	—	山　西	48.17	53.16	118.76	35.09
上　海	880	957.25	1366.35	15.8	辽　宁	67	63.67	71.65	2.27
江　苏	160.51	189.32	204.93	8.49	吉　林	43.21	55.27	50.13	5.08
浙　江	129	194.27	261.04	26.48	黑龙江	53.29	55.37	84.36	16.54
福　建	9.21	9.1	11.58	7.93	安　徽	39.75	53.51	89.69	31.15
山　东	139.81	196.06	223.03	16.84	河　南	50.14	66.12	150.88	44.38
广　东	31.84	46.79	74.75	32.91	湖　北	76.17	90.57	225.93	43.68
海　南	24.63	92.13	133.38	75.62	湖　南	29.67	46.75	54.68	22.6
重　庆	133.83	133.97	111.84	-5.81	广　西	44.47	47.29	64.24	13.04
四　川	44.2	38.71	78.05	20.87	中　部	45.39	59.93	119.78	38.19
江　西	27.27	41.98	62.59	31.91	全　国	71.79	91.1	130.05	21.9

注：中部地区的总补偿受益人次数由山西、安徽、江西、河南、湖北和湖南六省的补偿受益人次数加总获得；总受益面由总补偿受益人次数/参合人数×100%获得。

资料来源：《中国统计年鉴（2009 ~2011）》。

同样对地区GDP与参合农民受益率散点图（见图3 -3、图3 -4）进行分析，散点图和相关系数分析表明，两者之间存在正相关关系，但一阶差分之后同样不显著，如表3－4所示。大病统筹为主在一定程度上影响了我国欠发达地区参合农民的积极性。

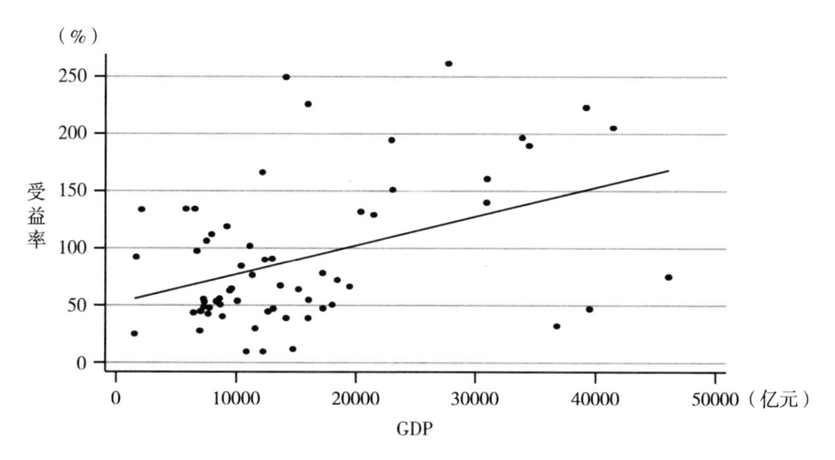

图3－3　地区GDP与参合农民受益率散点图1

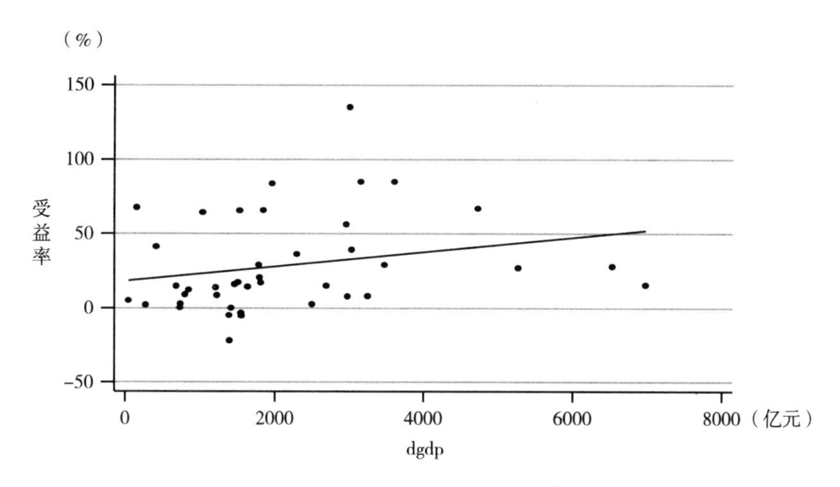

图3－4　地区GDP与参合农民受益率散点图2

表3－4　地区GDP与农村居民参合率相关系数

	未一阶差分	一阶差分后
相关系数	0.4232（0.0000）	0.2349（0.1394）

3.4 高管理成本更容易挫伤欠发达地区基层政府积极性

我国新农合制度由政府主导，这体现了政府在农村医疗保险体系构建上的责任，但对政府的管理水平提出了挑战。基层政府在合作医疗运行过程中，需要耗费相当大的人力、物力和财力在宣传动员、筹资以及监督方面，管理成本高给本来就捉襟见肘的欠发达地区基层政府财政产生相当大的压力，挫伤他们推动合作医疗的积极性（孟宏斌等，2007；杨前蓉，2009；白维军，2009），也更容易导致管理部门降低服务质量。

3.5 补偿机制不合理、农民健康意识淡薄更容易导致参合者受益程度不高

几乎所有地区新农合都设立了起付线和封顶上线，一方面设立合理的起付线和最高限额有利于促进社会的公平，但另一方面，由于一些县、乡镇定点医疗机构的住院起付线定得太高，超过了大部分参合农民的经济承受能力，而一些地方的封顶线又定得太低，则限制了一部分参合农民受益或不能受益，使整体受益面下降。目前欠发达地区新型农村合作医疗救助最高限额一般为 2 万元，其超出部分根据实际情况可再申请救助，但事实上，这种规定的执行并不理想，同时，随着经济的发展和生活水平的提高，相对目前的医疗费用水平而言，2 万元的救济额度显然偏低，即实际上这个额度并不能给“大病统筹医疗”带来明显的帮助。一旦发生大病，这些收入远远不够支付医疗费用，在某种程度上也给合作医疗的开展带来了一些困难，也不能根本解决因大病致穷的情况。

与此同时，报销补偿的程序上普遍比较烦琐，群众报账不太方便。虽然都是实行“即生即补”的补助原则，除少数县市由定点医疗机构直接补助外，其余虽也遵循这个原则，但均是在病人出院后，再凭有效凭证到县、乡合管机构办理报销手续，由县、乡合管办补助，一般还规定了时间，手续也比较麻烦，农民办理补助手续不方便。

进一步的，欠发达地区农民健康意识的淡薄也阻碍了参保农民受益率。多数农民健康知识匮乏，对自身身体健康状况不了解，认为自己天天干活不需要

另外的保健，小病挨，中病拖，不到大病不进医院的思想依然普遍存在。这些现象的存在也导致参保农民对医疗服务的利用率低。

3.6 基层卫生机构软硬件条件有限，医疗支出增加

经济发展相对落后的贫困农村，大病、重病发生率更高，欠发达地区农民面临着更大的疾病和健康风险（颜媛媛等，2006）。另外，欠发达地区的优秀医疗资源主要集中于县级及以上城市，乡镇一级医疗水平有限，使农民在患大病时不能就近治疗，就医成本支出增加（肖俊辉等，2006；杨前蓉，2009）。另外，医疗报销的地点也对就医成本产生影响，如果医疗报销地点在县城，偏远地区农民就会产生额外支出，就医成本增加（顾昕，2006）。

第4章　江西省新农合运行情况剖析

新农合运行以来，在农村居民“因病致贫”、“因病返贫”等问题上发挥着越来越重要的作用，有效地改善了农村居民的医疗健康水平。但就制度本身而言，新农合制度有潜在的风险，加之欠发达地区经济发展水平，新农合在欠发达地区可能存在诸如逆向选择突出、基层运行困难、参保农民受益率低等特殊问题，欠发达地区新农合运行面临更大的挑战。现实情况究竟如何？不同地区、不同的经济社会发展水平下的失地农民社会保障有何不同？带着这些问题，本章以江西省为欠发达地区新农合样本，对经济欠发达地区和较发达地区的失地农民进行了较为深入的调查和对比分析。

调研采取文献调查、实地访谈和入户问卷调查相结合的方式进行。新农合现状分析所用数据来源于《江西省新型农村合作医疗信息统计手册》和赣县新型农村合作医疗实施情况报表。实地访谈对象包括赣州市卫生局、赣县卫生局分管领导以及新农合管理办公室负责人、赣县新农合定点医院相关负责人和就诊农民。问卷调查采取随机抽样方式，调查赣县农户112户，获得有效问卷103份。

4.1　江西省新农合运行情况

4.1.1　新农合覆盖情况

4.1.1.1　新农合制度进一步巩固完善，参合率继续提高

2010年江西省开展新农合的县（市、区）有96个，有农业人口的县（市、区）全部开展了新农合工作，另有12个开发区开展了独立统筹。乡（镇、街道）1563个，行政村17768个，农村总户数8523069户，覆盖农业人口3424.2万，参合农民3144.95万人，较2009年增加76.05万人，参合率91.84%，比2009年提高了0.89%。全省比中部地区参合率高0.26%，比全国参合率低2.51%，如图4－1所示。

从全国范围来看，发达地区参合率明显高于欠发达地区。2008年发达地

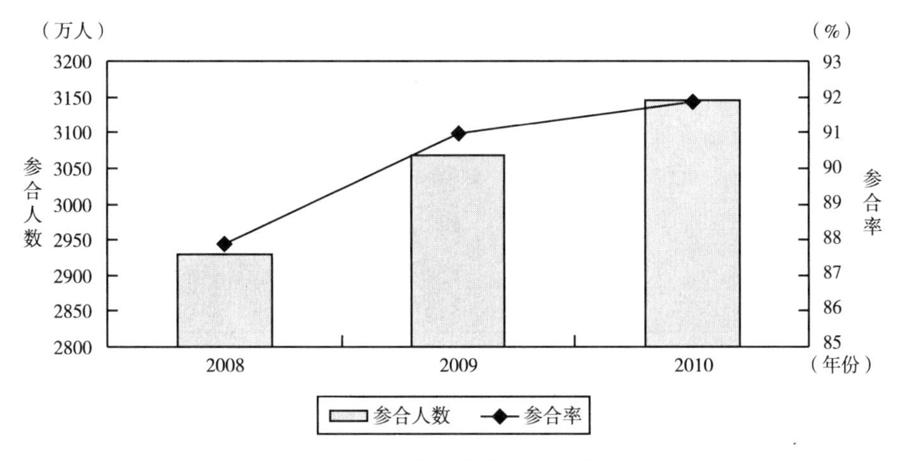

图4-1　2008~2010年江西省新农合参合人数及参合率变化情况

区中广东省参合率高达121%，上海市、江苏省、福建省和山东省均超过100%，最低的天津市也达93%；而欠发达地区中最高的是湖北省和河北省，超过94%，除此之外，超过90%的只有辽宁省、四川省，其余各省均低于90%，最低的黑龙江省只有68%。2009~2010年全国多数省份新农合参合率都有所提高，但欠发达地区参合率低于发达地区的格局并未发生改变（见表3-1）。

4.1.1.2　农村医疗救助对象全部参加新农合

2010年，全省新农合覆盖农村医疗救助对象173.16万人，其中：五保户人口20.60万。农村医疗救助对象参合率为100.00%，五保户人口参合率为100.00%，实现了农村医疗救助对象全部参加新农合。2010年全国农村医疗救助对象参合率为87.06%。

4.1.2　新农合筹资情况

4.1.2.1　筹资总额大幅度增加

2010年，全省新农合基金总额为594521.61万元，其中2010年当年筹资总额为474229.29万元，上年结转120292.32万元，如图4-2所示。当年筹资中，中央财政补助188697.00万元，省级财政补助175644.90万元，市级财政补助3618.61万元，县级财政补助9436.63万元，参合农民个人缴纳部分为95744.56万元（个人自付88199.06万元，民政部门和各级财政为特困人群代缴的医疗救助缴纳为6313.68万元，其中省财政帮助困难群体缴费3706.80万元，其他资助

1231.81 万元），利息收入 905.16 万元，其他资金来源 182.44 万元。

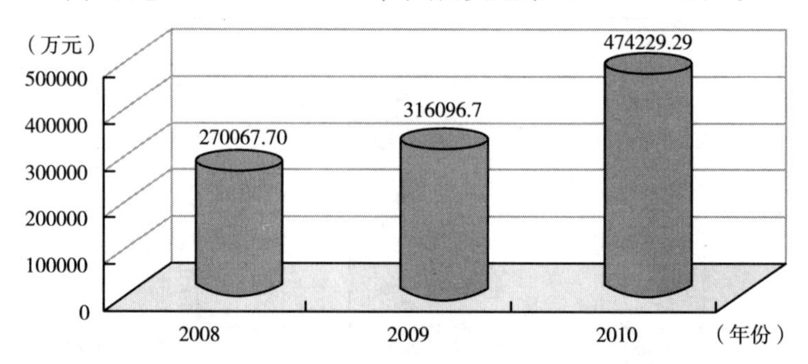

图 4 -2　2008 ~2010 年江西省新农合年度筹资总额变化情况

如图 4 -3 所示，从筹资构成上看，个人缴费所占比重为 20.19%，与 2009 年的 20.21% 持平。2010 年各级财政补助资金占当年筹资总额的 79.58%，其中中央财政补助资金占当年筹资总额的 39.79%，省级财政补助资金（未包括省财政帮助困难群体缴费）占当年筹资总额的 37.04%，较 2009 年的 34.83% 增加 2.21%。

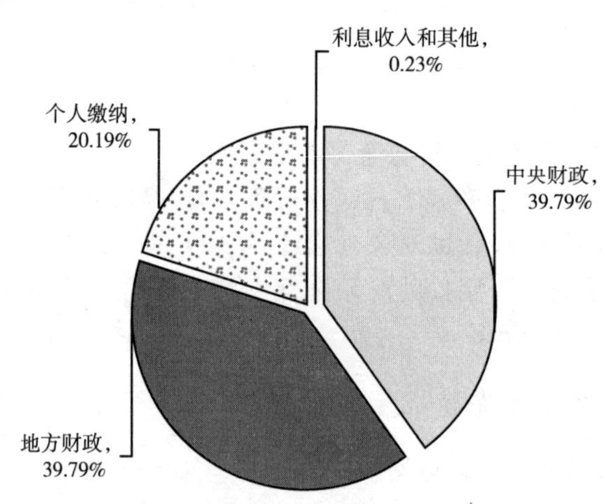

图 4 -3　2010 年江西省新农合筹资构成

如表 4 -1 所示，江西省新农合筹资总额从 2003 ~2004 年的 9074 万元增长到 2010 年的 474229 万元，年均增长率高达 93%；中央财政出资从 2003 ~2004 年的 3242 万元增长到 2010 年的 188697 万元，年均增长率 96%；省级出资从 2003 ~2004 年的 1304 万元增长到 2010 年的 175645 万元，年均增长率超过126%；市级从2003～2004年的982万元增长到3619万元，年均增长24%；县级从2003～2004年的981万元增长到2010年的9437万元，年均增长率超过45%；个人出资总额从2554万元增长到88199万元，年均增长高达80%。筹资比例的快速增长说明新农合制度对于农村居民的医疗服务广度和深度都在加强，新农合正逐步成为农村居民医疗保险的主要形式。

表4－1　2003～2010年江西省新农合筹资构成情况　单位：万元

年度	筹资总额合计	中央财政	地方财政				个人缴纳			利息收入	其他
			省级	市级	县级	乡级	个人自付	医疗救助缴纳	其他资助		
2003～2004	9074	3242	1304	982	981	0	2554	11	0	0	0
2005	9679	2568	1515	712	954	0	3780	90	0	61	0
2006	57750	18926	18076	2686	3665	0	13742	458	0	197	0
2007	129972	52381	39493	2904	7490	0	26388	901	2	413	0
2008	270068	114888	106136	3356	8806	60	34515	1445	126	669	67
2009	315955	128665	110032	3518	9218	0	57775	5507	573	561	106
2010	474229	188697	175645	3619	9437	0	88199	6314	1232	905	182
合计	1266727	509367	452202	17775	40551	60	243610	226952	14726	1933	2806

如图4－4所示，从出资比例情况来看，2003～2004年，呈现中央、地方（包括省市县）和个人各占1/3的局面；2005年个人出资比例提高，中央财政下降；2006～2008年，中央财政、省级出资比例逐步提高，而市级、县级和个人出资比例逐渐下降；2008年中央财政、省级出资比例在40%左右，个人出资比例下降到12%左右；到2009～2010年，这一变动趋势发生变化，个人出资比例提高到18%，而中央财政、省级比例下降。

4.1.2.2 人均筹资水平逐步提高

2010年，江西省人均筹资标准增加到150元，其中中央财政、地方财政补助参合农民标准均为每人每年60元，农民个人缴费每人每年30元。根据各地上报的新农合基金实际到位金额计算，江西省实际人均筹资水平达150.79元，较上年增加了47.79元，略高于中部地区的149.04元，低于全国的156.57元。

如表4－2所示，从江西省新农合筹资地区分布情况来看，2008年江西省人均筹资水平平均为92元，最高的是新余市和萍乡市，人均筹资水平超过

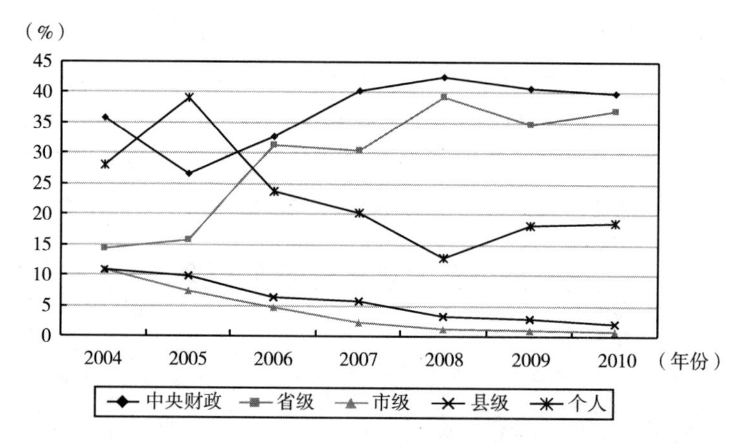

图 4-4　2004～2010 年江西省新农合各方筹资比例变动情况

100 元，最低的是吉安市和宜春市约为 89 元。2009 年江西省人均筹资水平增长到 103 元，增长率 12%，各市人均筹资水平差异缩小。2010 年人均筹资水平大幅度提高到 150 元，增长率达 46%，各市之间的差距非常小。总体来看，2008～2010 年，江西省人均筹资水平年均增长 28%，提高迅速。

表 4-2　　2008～2010 年江西省各设区新农合筹资水平及增长情况

地　区	人均筹资水平（元）			增长率（%）		
	2008 年	2009 年	2010 年	2009 年	2010 年	年均增长
南昌市	93.1	102.6	150.51	10.20	46.70	0.27
景德镇市	90.78	103.25	150.31	13.74	45.58	0.29
萍乡市	100.59	102.46	150.16	1.86	46.55	0.22
九江市	91.74	102.68	150.86	11.93	46.92	0.28
新余市	101.7	101.47	151.04	-0.23	48.85	0.22
鹰潭市	91.07	102.19	150.89	12.21	47.66	0.29
赣州市	90.19	103.65	150.89	14.92	45.58	0.29
吉安市	89.73	103.19	150.77	15.00	46.11	0.30
宜春市	89.95	102.46	150.76	13.91	47.14	0.29
抚州市	94.49	102.74	151.01	8.73	46.98	0.26
上饶市	93.66	103.1	150.85	10.08	46.31	0.27
全　省	92.17	103	150.79	11.75	46.40	0.28

注：人均筹资水平由筹资总额/参合人数获得。
资料来源：《江西省新型农村合作医疗信息统计手册》（2008～2010）。

如表4－3所示，从地区对比来看，欠发达地区人均筹资水平与发达地区差距明显。2008年人均筹资水平最高的上海，为537元，北京人均筹资水平为336元。此外，江苏、浙江和广东人均筹资水平也超过100元。而欠发达地区中，2008年最高的是辽宁省，为97元，最低的是广西壮族自治区，只有77.63元。2009年全国人均筹资水平增长到113元。上海依然最高，为563元，天津、北京、江苏和浙江依然保持较高水平。欠发达地区中海南省增长迅速，提高到124元。2010年全国多数地区新农合人均筹资水平提高很快，上海已经超过750元，而欠发达地区也普遍提高到150元左右。

表4－3　　2008～2010年全国部分地区新农合人均筹资水平情况　　单位：元

地区	2008年	2009年	2010年
北京	336.05	433.4	555.4
天津	145.61	172.3	—
上海	537	563.8	757.66
江苏	125.63	148.1	191.97
浙江	141.91	190.2	251.77
福建	88.5	103.3	152
山东	87.67	103.2	135.22
广东	114.09	130.2	160.69
河北	89.71	103.7	139.95
山西	92.75	102.2	150.63
辽宁	97.08	108.4	158.38
吉林	80.71	101.8	150.37
黑龙江	82.98	102.1	151.23
安徽	95.08	101.4	151.8
河南	89.18	101.6	150.55
湖北	93.25	106.2	150.33
湖南	79.57	103.7	141.18
广西	77.63	104.7	150.37
海南	96.8	124.2	144.23
重庆	88.59	104.4	141.47

续表

地区	2008年	2009年	2010年
四川	82.82	104.8	149.04
江西	92.17	103	150.79
中部地区	89.75	102.82	149.04
全国	96.25	113.4	156.57

注：2008年人均筹资水平由筹资总额/参合人数获得。2009年筹资总额由人均筹资水平×参合人数获得。

资料来源：《中国统计年鉴（2009~2011）》。

4.1.3 新农合基金的分配与支出情况

4.1.3.1 新农合基金分配以统筹基金为主，支出以住院补偿为主

2010年，全省新农合基金分配到统筹基金账户的金额为423031.90万元（其中计提风险基金12874.96万元），占当年筹资总额的89.20%；门诊家庭账户基金为51197.39万元，占当年统筹总额的10.80%。如表4－4所示，从新农合基金的使用来看，全省新农合基金用于住院补偿支出355136.48万元，比2009年增长了36.42%，占基金支出总额的86.42%，较2009年的89.19%低2.77个百分点，高于全国的80.46%；用于门诊补偿支出41415.14万元（含门诊统筹），比2009年增长了75.90%，占基金支出总额的10.08%，较2009年的8.07%高2.01个百分点，比全国的14.74%低4.66个百分点；用于住院正常分娩（定额补助）的支出6317.88万元，比2009年增长了58.96%，占基金支出总额的1.54%；特殊病种大额门诊支出7981.18万元，比2009年增长了114.20%，占基金支出总额的1.94%；其他支出83.33万元，占基金支出总额的0.02%。

表4－4　2003~2010年江西省新农合基金支出构成

年份	基金支出总额（万元）	基金支出构成							
		门诊补偿（万元）	占比（%）	住院补偿（万元）	占比（%）	特殊病种大额补偿（万元）	占比（%）	住院正常分娩及其他补偿（万元）	占比（%）
2003~2004	5926.44	1073.28	18.11	4821.08	81.35	0.00	0.00	32.08	0.00
2005	7504.63	1351.98	18.02	6152.65	81.98	0.00	0.00	0.00	0.00

续表

年份	基金支出总额（万元）	基金支出构成							
		门诊补偿（万元）	占比（%）	住院补偿（万元）	占比（%）	特殊病种大额补偿（万元）	占比（%）	住院正常分娩及其他补偿（万元）	占比（%）
2006	39884.33	4933.77	12.37	34950.56	87.63	0.00	0.00	0.00	0.00
2007	103133.59	8552.37	8.29	94581.22	91.71	0.00	0.00	0.00	0.00
2008	224072.97	13509.00	6.03	205105.22	91.54	2556.77	1.14	2901.97	1.30
2009	291864.44	23544.54	8.07	260328.19	89.19	3726.02	1.28	4265.70	1.46
2010	410934.01	41415.14	10.08	355136.48	86.42	7981.18	1.94	6401.21	1.56
2010年全国	11878431.3	1751214.7	14.74	9557529.0	80.46	189072.7	1.59	380614.8	3.20

如表4-5所示，从江西省内新农合基金支出总额分布情况来看，2008～2010年支出总额增长迅速，地市间差异明显。2008年赣州市新农合基金支出总额最高，为43588万元，其次是上饶市，最低的是新余市，仅为5229万元，为赣州市的1/9。2009年，各设区市基金支出总额快速增长，其中增速最快的是赣州市，高达36.5%，景德镇市、九江市也均超过35%，增长最慢的是抚州市，增长率也达21.5%。2009年地区间差距依然很大，最高的赣州市，新农合基金支出总额为59476.5万元，是最低的鹰潭市6996.2的9倍。2010年江西省各设区市的新农合基金支出总额以更快的速度增长，增长最快的是鹰潭市，增长速度为56.8%，最慢的景德镇市增速也有26.2%。

表4-5　2008～2010年江西省各设区市新农合基金支出总额情况

地区	基金支出总额（万元）			增长率（%）		
	2008年	2009年	2010年	2009年	2010年	年均增长
南昌市	18481.0	23351.2	31073.0	26.4	33.1	29.7
景德镇市	7117.5	9639.5	12160.2	35.4	26.2	30.7
萍乡市	9938.0	12087.8	17318.4	21.6	43.3	32.0
九江市	23485.3	31811.0	45610.0	35.5	43.4	39.4
新余市	5229.6	7025.0	9778.0	34.3	39.2	36.7
鹰潭市	5735.2	6996.2	10968.2	22.0	56.8	38.3

续表

地 区	基金支出总额（万元）			增长率（%）		
	2008 年	2009 年	2010 年	2009 年	2010 年	年均增长
赣州市	43588. 0	59476. 5	83186. 3	36. 5	39. 9	38. 1
吉安市	24698. 1	32585. 8	45113. 0	31. 9	38. 4	35. 2
宜春市	26647. 0	34917. 2	51035. 1	31. 0	46. 2	38. 4
抚州市	19696. 8	23937. 8	35214. 0	21. 5	47. 1	33. 7
上饶市	39456. 5	50036. 6	69477. 8	26. 8	38. 9	32. 7

4.1.3.2 当年统筹基金使用率较为合理，个别统筹地区当年统筹基金出现超支现象

如表4－6所示，2010年全省新农合基金支出（含风险基金支出）410934.01万元，基金使用率为86.65%，较全国的90.79%低4.14个百分点，基金累计结余为183587.60万元。全省统筹基金使用率为89.70%，门诊家庭账户基金使用率为61.52%，分别较全国低1.57个百分点和20.14个百分点。与2009年相比，2010年全省新农合基金使用率下降了8.40个百分点，全省统筹基金使用率达民生工程要求的85%的目标，统筹基金使用率趋于合理。全省门诊家庭账户基金使用率仍然较低，家庭账户基金沉淀过多现象仍未有明显改变。全国2010年门诊家庭账户基金使用率为81.66%，较上年增加11.01%，可能是由于门诊统筹的快速推进加快了原有家庭账户沉淀资金的使用速度。

表4－6　2003～2010年江西省新农合基金筹集和使用情况

年份	本年度筹集资金总额（万元）	基金支出总额（万元）	基金使用率（%）	统筹基金使用率（%）	本年度筹集门诊家庭账户基金（万元）	门诊家庭账户基金支出（万元）	门诊家庭账户基金使用率（%）
2003～2004	9074. 19	5926. 44	65. 31	65. 92	1680. 21	1073. 28	63. 88
2005	9679. 22	7504. 63	77. 53	78. 46	2395. 90	1351. 98	56. 43
2006	57749. 96	39884. 33	69. 06	72. 92	9819. 21	4933. 77	50. 25
2007	129972. 12	103133. 59	79. 35	89. 98	19057. 59	8552. 37	44. 88
2008	270067. 70	224072. 97	82. 97	86. 22	22396. 59	12996. 65	58. 03
2009	315954. 79	291864. 44	95. 05	99. 27	33180. 35	20000. 40	60. 28

续表

年份	本年度筹集资金总额（万元）	基金支出总额（万元）	基金使用率（%）	统筹基金使用率（%）	本年度筹集门诊家庭账户基金（万元）	门诊家庭账户基金支出（万元）	门诊家庭账户基金使用率（%）
2010	474229.29	410934.01	86.65	89.70	51197.39	31495.00	61.52
2010年中部	5111064.00	—	—	—	—	—	—
2010年全国	13083347.00	11878431.34	90.79	91.27	659398.32	538464.67	81.66

如表4－7所示，从各区市来看，2010年全省有6个设区市的统筹基金使用率均超过90%，最高的达94.73%，均未超过100%。与2009年相比，除鹰潭市外，各设区市的统筹基金使用率均有所降低。

表4－7　2008～2010年江西省各设区市新农合基金使用率情况　单位:%

地区	基金使用率			统筹基金使用率			门诊家庭账户基金使用率		
	2008年	2009年	2010年	2008年	2009年	2010年	2008年	2009年	2010年
南昌市	89.56	100.81	88.13	94.22	101.38	88.44	84.85	77.11	65.42
景德镇	90.73	106.00	87.65	93.12	106.87	87.47	64.42	79.27	93.21
萍乡市	84.14	97.52	91.15	89.21	100.63	94.15	59.22	69.58	59.52
九江市	81.33	96.00	88.40	86.00	97.69	90.27	64.35	79.99	72.37
新余市	77.78	102.41	91.53	82.36	98.56	91.96	61.39	175.94	81.60
鹰潭市	87.27	92.37	94.00	89.73	92.69	94.73	74.43	84.33	75.21
赣州市	79.27	91.14	83.18	82.03	97.01	87.06	53.68	52.06	56.10
吉安市	82.44	95.34	85.79	84.17	101.55	87.59	58.07	58.26	73.49
宜春市	82.12	92.79	87.18	84.53	99.95	90.50	54.27	53.27	68.13
抚州市	81.68	90.96	85.43	86.25	96.41	88.50	54.72	59.31	63.20
上饶市	85.60	97.26	87.06	88.40	100.82	92.83	53.44	57.73	44.16

2010年，全省当年基金筹资总额为474229.29万元，其中统筹基金筹资423031.90万元，家庭账户基金筹资51197.39万元；当年基金支出总额为410934.01万元，其中统筹基金支出379439.01万元，家庭账户基金支出31495.00万元；当年基金结余总额63295.28万元，其中统筹基金结余43592.88万元，家庭账户基金结余19702.40万元。

4.1.4 参合农民受益情况

4.1.4.1 总受益面进一步增加，住院补偿受益面偏高

2010年，全省参合农民共补助1968.39万人次，总受益面为62.59%，较上年增加20.61%，比中部地区的119.78%低57.19%，比全国的130.05%低67.46个百分点。2008～2010年总受益面年均增长率为31.91%。

从地区对比来看，发达地区新农合受益面远远高于欠发达地区。具体来看，如表4－8所示，2008年新农合受益面最高的是上海，高达880%，北京、江苏、浙江和山东也均超过100%。而同年的欠发达地区受益面普遍较低，多数在40%左右，最高的重庆受益面为133%，其余各省均不超过70%，最低的海南省、江西省和湖南省不超过30%。2009年，不论是发达地区，还是欠发达地区，新农合受益面显著提高。发达地区基本在100%以上，最高的上海是已经接近1000%。欠发达地区多数在60%左右。2010年受益面增长趋势没有改变。从增长率来看，2008～2010年欠发达地区新农合受益面保持较高速度增长。

表4－8　2008～2010年全国部分地区新农合总受益面情况　单位:%

地区	2008年	2009年	2010年	年均增长率
北京	101.85	165.91	249.33	34.78
天津	97.19	106.14	—	—
上海	880	957.25	1366.35	15.8
江苏	160.51	189.32	204.93	8.49
浙江	129	194.27	261.04	26.48
福建	9.21	9.1	11.58	7.93
山东	139.81	196.06	223.03	16.84
广东	31.84	46.79	74.75	32.91
河北	38.5	47.15	131.91	50.75
山西	48.17	53.16	118.76	35.09
辽宁	67	63.67	71.65	2.27
吉林	43.21	55.27	50.13	5.08
黑龙江	53.29	55.37	84.36	16.54
安徽	39.75	53.51	89.69	31.15
河南	50.14	66.12	150.88	44.38

续表

地区	2008年	2009年	2010年	年均增长率
湖北	76.17	90.57	225.93	43.68
湖南	29.67	46.75	54.68	22.6
广西	44.47	47.29	64.24	13.04
海南	24.63	92.13	133.38	75.62
重庆	133.83	133.97	111.84	-5.81
四川	44.2	38.71	78.05	20.87
江西	27.27	41.98	62.59	31.91
中部地区	45.39	59.93	119.78	38.19
全国	71.79	91.1	130.05	21.9

注：中部地区的总补偿受益人次数由山西、安徽、江西、河南、湖北和湖南六省的补偿受益人次数加总获得；总受益面由总补偿受益人次数/参合人数×100%获得。

资料来源：《中国统计年鉴（2009~2011）》。

从受益类别对比来看，不论是全国、中部地区还是江西省的门诊受益补偿面都经历了2004~2007年下降，2007~2010年上升的变动曲线。在受益水平方面，全国水平高于中部地区水平，中部地区水平高于江西省水平，这说明江西省新农合参保农民门诊医疗服务利用率不足。一个有意思的现象是，与门诊补偿受益面截然相反，江西省住院补偿受益面明显高于全国和中部地区水平，如图4-5所示。这种现象暗示着江西省在住院医疗服务方面有可能存在滥用问题。

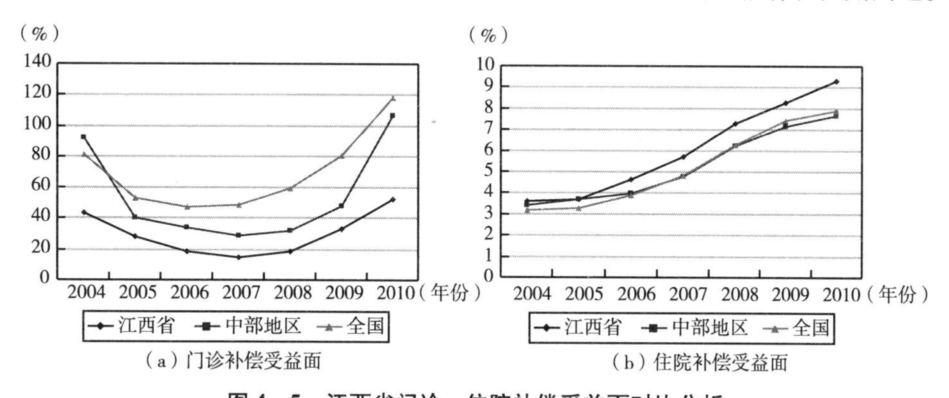

图4-5 江西省门诊、住院补偿受益面对比分析

如表4-9所示，各设区市住院补偿受益面差别大，最高的达11.65%。住院补偿受益面的增加，一方面反映了参合农民的就医需求正在逐步释放，医疗卫生服务利用状况不断改善；另一方面，住院率明显偏高的地区，可能存在对定点医疗机构住院监管不力，医疗机构住院指征控制不严，甚至挂床住院等现象。

表4-9 2008~2010年江西省各设区市参合农民总受益面及住院受益面比较 单位：%

地 区	总受益面			住院补偿受益面		
	2008年	2009年	2010年	2008年	2009年	2010年
南昌市	39.08	46.57	79.67	6.33	7.42	7.95
景德镇	21.31	80.26	169.63	5.48	5.92	6.42
萍乡市	29.44	32.05	35.69	9.20	9.90	10.51
九江市	30.66	80.64	103.57	5.99	8.12	8.76
新余市	62.97	112.99	156.51	12.21	11.94	10.19
鹰潭市	20.46	43.66	93.15	5.58	6.20	7.98
赣州市	20.52	30.02	40.52	6.19	7.02	8.26
吉安市	28.12	41.59	58.99	8.73	10.28	10.76
宜春市	22.68	29.67	55.00	7.62	7.86	9.30
抚州市	30.71	37.83	54.82	9.25	10.05	11.65
上饶市	22.88	27.47	37.92	7.23	8.20	9.59

4.1.4.2 参合农民次均住院补偿额和实际补偿比有所提高，次均住院费用增加较快

如表4-10所示，2010年，江西省参合农民次均住院费用为2848.79元，次均住院补偿1215.62元，均低于中部地区及全国平均水平；实际住院补偿比为42.67%，较全国的43.06%低0.39个百分点。与2009年相比，次均住院费用、次均住院补偿金额分别增长了16.71%和18.47%，实际住院补偿比由42.04%提高到42.67%。

表4-10 2008~2010年江西省各设区市住院补偿金额比较 单位：元

地 区	次均住院补偿金额			次均住院费用		
	2008年	2009年	2010年	2008年	2009年	2010年
南昌市	1209.62	1266.17	1473.39	3212.38	3339.49	4230.66
景德镇	1375.58	1555.67	1661.35	3102.59	3557.37	4070.05

续表

地　区	次均住院补偿金额			次均住院费用		
	2008年	2009年	2010年	2008年	2009年	2010年
萍乡市	810.97	881.73	1170.11	2058.57	2131.94	2666.66
九江市	1121.42	1005.77	1263.48	2561.92	2463.31	3022.86
新余市	559.42	730.82	1159.12	1711.47	2137.44	2871.77
鹰潭市	1289.81	1340.50	1541.32	3386.66	3378.07	3488.78
赣州市	1055.69	1153.56	1310.94	2310.62	2496.09	2842.47
吉安市	780.26	819.64	1014.77	1789.07	1887.17	2272.82
宜春市	905.87	1061.09	1220.17	2200.35	2489.56	2795.90
抚州市	753.75	794.40	942.35	1895.57	2038.27	2305.65
上饶市	1032.65	1092.74	1234.82	2659.99	2581.69	2874.20
江西省	958.13	1026.13	1215.62	2321.41	2440.83	2848.79
中部地区	1064.71	1194.48	—	2624.37	2845.46	3259.20
全　国	1066.39	1235.34	1451.68	2799.65	2980.63	3371.05

如表4-11所示，从不同地区看，各设区市的实际住院补偿比差异较大，最高46.12%，最低34.83%。与2009年相比，尽管人均筹资标准由103.00元增加到150.79元，仍有部分地区实际住院补偿比出现不升反降现象。按设区市分，南昌、景德镇、赣州3个设区市有所下降；按县（市、区）分，全省有37个县（市、区）出现下降，降幅最大的县超过6%，有14个县（市、区）降幅超过2%。

表4-11　2008~2010年江西省各设区市新农合实际住院补偿比比较　单位：%

地　区	实际住院补偿比		
	2008年	2009年	2010年
南昌市	37.65	37.92	34.83
景德镇市	44.34	43.73	40.82
萍乡市	39.39	41.36	43.88
九江市	43.77	40.83	41.80
新余市	32.69	34.19	40.36
鹰潭市	38.08	39.68	44.18

续表

地　区	实际住院补偿比		
	2008 年	2009 年	2010 年
赣州市	45.69	46.21	46.12
吉安市	43.61	43.43	44.65
宜春市	41.17	42.62	43.64
抚州市	39.76	38.97	40.87
上饶市	38.82	42.33	42.96
江西省	41.27	42.04	42.67
中部地区	40.57	41.98	—
全　国	38.09	41.45	43.06

2008～2010 年，江西省新农合住院费用补偿金额，实际补偿比例都在不断提高。如图 4-6 所示，住院补偿金额从 2008 年的 205105 万元提高到 2010 年的 355136 万元，年均增长 31.58%；实际住院补偿比从 41.27% 增长到 42.67%。

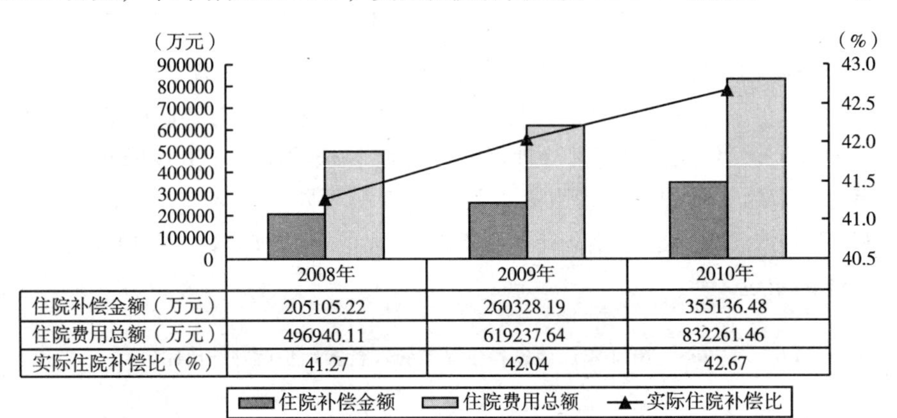

图 4-6　2008～2010 年江西省新农合费用补偿变化情况

4.1.4.3　参合农民住院就医流向县和县以上医疗机构增加

如图 4-7 所示，2010 年江西省获得新农合住院补偿的参合农民在乡级医疗机构就诊的占 49.04%，县级医疗机构占 34.56%，县以上以医疗机构占 16.40%。即江西省有 83.60% 的获得住院补偿的参合农民在县内住院，全国有 81.26% 的参合农民在县内住院，高于全国平均水平。与 2009 年相比，县级和县以上医疗机构住院人次比例分别增加3.39%、1.68%，乡级医疗机构住院人次比例下降5.08%。

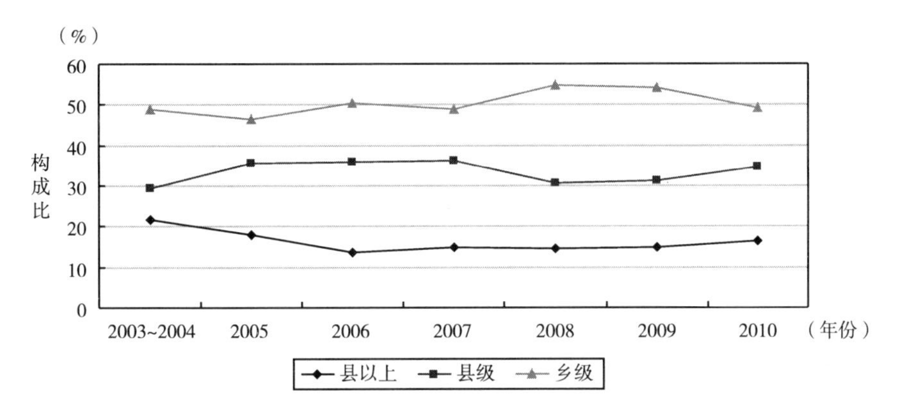

图4-7　2003~2013年江西省获得住院补偿的参合农民就医流向

如表4-12所示，2010年江西省县、乡医疗机构住院补偿金额占住院补偿总支出的67.87%，较全国高4.76%。住院补偿资金流向最多的是县级医疗机构，占41.52%。县级和县以上医疗机构住院补偿金额比例分别较上年增加0.89%、3.03%，乡级医疗机构住院补偿金额比例下降3.92个百分点。

表4-12　2003~2010年江西省获得住院补偿的资金流向　单位：%

医疗机构	2003~2004年	2005年	2006年	2007年	2008年	2009年	2010年
县以上	53.87	45.22	31.02	31.45	28.06	29.10	32.13
县　级	30.53	37.38	42.80	43.62	41.39	40.63	41.52
乡　级	15.61	17.40	26.18	24.93	30.55	30.27	26.35
全省合计	100.00	100.00	100.00	100.00	100.00	100.00	100.00

4.1.4.4　参合农民门诊受益面进一步扩大，就医主要集中在村、乡级医疗机构

2010年江西省参合农民共计获得门诊补偿16389748人次，全省门诊受益面为52.11%（含门诊统筹），较上年增加19.12%，比全国平均门诊受益面低66.20%。门诊统筹地区共实施门诊统筹补偿8271205人次，参合农民次均门诊费用35.75元，其中乡级医疗机构48.50元，村级医疗机构33.81元，次均补偿11.99元，较全国门诊统筹次均补偿的14.44元低2.45元，平均门诊统

筹实际补偿比为33.55%。

如表4－13所示，2010年江西省获得门诊补偿的参合农民中有85.79%在村级医疗机构就诊，较上年增加2.87%；有13.44%在乡级医疗机构就诊，较上年减少2.54%。在村级、乡级医疗机构门诊就诊人次数分别较上年增加67.51%、36.11%。

表4－13　　2003～2010年江西省获得门诊补偿的参合农民就医流向　　单位：%

医疗机构	2003～2004年	2005年	2006年	2007年	2008年	2009年	2010年
县以上	0.00	0.00	0.00	0.00	0.00	0.00	0.00
县　级	0.38	0.17	0.17	0.63	1.25	1.10	0.77
乡　级	27.86	18.57	17.51	18.50	15.66	15.98	13.44
村　级	71.75	81.26	82.32	80.87	83.09	82.92	85.79
全省合计	100.00	100.00	100.00	100.00	100.00	100.00	100.00

如表4－14所示，江西省2010年新农合门诊补偿资金有83.53%流向村级医疗机构，较上年增加2.30%；有14.76%流向乡级医疗机构，较上年减少1.87%，门诊就医流向和门诊补偿资金流向变化趋势一致。江西省门诊补偿人次和资金流向村级的比例明显高于全国平均水平，分别比全国高19.95%和29.50%。

表4－14　　2003～2010年江西省获得门诊补偿的资金流向　　单位：%

医疗机构	2003～2004年	2005年	2006年	2007年	2008年	2009年	2010年
县以上	0.00	0.00	0.00	0.00	0.00	0.00	0.00
县　级	0.31	1.65	0.26	0.84	1.90	2.14	1.71
乡　级	32.77	19.38	20.81	18.43	15.25	16.63	14.76
村　级	66.92	78.97	78.93	80.73	82.84	81.23	83.53
全省合计	100.00	100.00	100.00	100.00	100.00	100.00	100.00

4.2　江西省新农合调研情况分析

新型农村合作医疗制度在江西省推广以来，农民“因病致贫”、“因病返贫”现象得到有效缓解，医疗负担得以减轻。据江西省卫生厅统计，江西省新农合筹资总额从2007年的129972.12万元增长到2010年的474229.29万元，年均增长53.95%，实际住院补偿比从2007年的31.43%提高到2010年42.67%，新农合在农民抵御重大疾病风险，减轻农民医疗负担方面扮演着越来越重要的角色。由于新农合制度起步较晚，尚处于探索阶段，因此在制度运行过程中难免出现一些问题。虽然近年来不少学者就新农合运行过程中的农民参保意愿、受益情况、影响因素以及政府作用等进行了调研分析（邓大松等，2006；林晨，2007；蔺丰奇，2008；叶慧等，2008），但对于江西新农合运行的现状和存在问题的研究并不多见。本书以江西省赣县为例，对赣县2008～2011年新型农村合作医疗的运行情况和效果进行分析，提出相关政策建议，以期为新农合制度的完善提供参考。

江西省作为我国中部欠发达省份，在新农合制度开展、地方经济发展水平、农村居民收入与健康情况等方面都具有典型的欠发达地区特征。因此，本部分选取江西省作为调查对象，考察新农合制度在欠发达地区实施情况。通过选取一定数量农户进行访谈和问卷调查，结合江西省新农合统计数据，了解江西省农民参合情况、医疗费用支出与报销、医疗制度保障效果、参合农民的态度认同等，并对比分析全国各省份的情况，基于农民的角度分析新农合在欠发达地区实施过程中需要完善和改进之处。

4.2.1 调研对象与调研方法

由于欠发达地区失地农民文化素质普遍偏低，预计他们在问卷的理解和填写上会存在一定的困难，为了保证问卷的质量和回收率，本次调查采用由调查人员现场发放问卷、现场回收问卷，采用调查人员提问、执笔记录，调查对象口述回答的问卷调查方式。

本次调研采取访谈和入户问卷调查相结合的方式进行。访谈对象包括赣州市卫生局、赣县卫生局分管领导以及新农合管理办公室负责人、赣县新农合定点医院相关负责人和就诊农民。问卷调查采取随机抽样方式，调查赣县农户112户，获得有效问卷103份。本部分新农合现状分析所用数据来源于《江西省新型农村合作医疗信息统计手册》（2008～2010）和赣县2011年新型农村合作医疗实施情况报表（截至11月30日）。

4.2.2 新农合实施运行状况

通过对搜集资料的深入讨论与分析，发现2008～2011年赣县新型农村合作医疗实施的运行状况主要体现在以下四个方面。

4.2.2.1 农民参合率

自实施新农合以来，赣县农民参合率基本都在90%以上，参合率年均增长率为1.72%。截至2011年，赣县拥有乡（镇、街道）19个，行政村276个，农村总户数133845户，参加新农合户数129028户，覆盖农业人口511350人，参合农民有489594人，较2010年增加18501人，参合率为95.75%，比2010年提高了3.13%。此外，全县新农合覆盖农村医疗救助对象27808人，其中五保户3150人，农村医疗救助对象参合率为100%。2008～2011年赣县参合情况如图4－8所示。

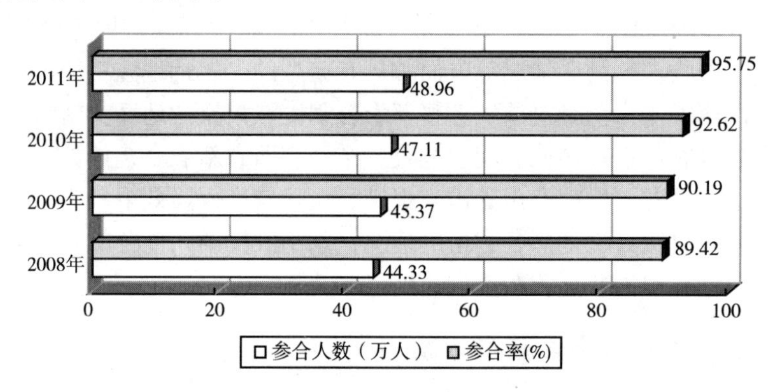

图4－8 2008～2011年赣县新农合参合人数及参合率变化情况

4.2.2.2 基金筹集

2011年，赣县新农合基金总额为14755.11万元，其中当年总筹资为11299.19万元，上年结转3455.92万元。在当年筹资总额中，中央财政资助5288万元，省级财政资助4113.9万元，县级财政资助459.88万元，参合农民个人缴纳部分为1424.09万元。中央财政补助、地方财政补助（包括省、市、县）与个人缴纳费用三者之间的比例约为3.72∶3.21∶1。2008～2011年赣县筹资情况如图4－9所示。

从筹资构成上看，2011年赣县个人缴费所占比重为12.60%，与2010年的19.30%相比大大减少。2011年各级财政补助资金占当年筹资总额的87.28%，其中，中央财政补助资金占当年筹资总额的46.80%，较2010年的39.91%增加了6.89%；地方财政（包括省、市、县）补助资金占当年筹资总

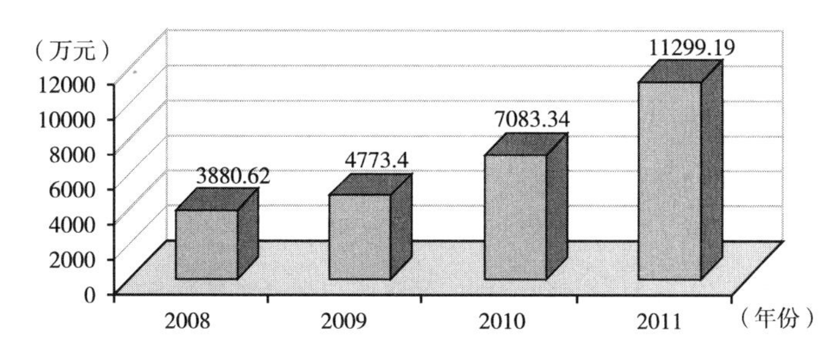

图4-9 2008~2011年赣县新农合年度筹资总额变化情况

额的40.48%，与上一年基本持平。2011年全县新农合筹资构成如图4-10所示。

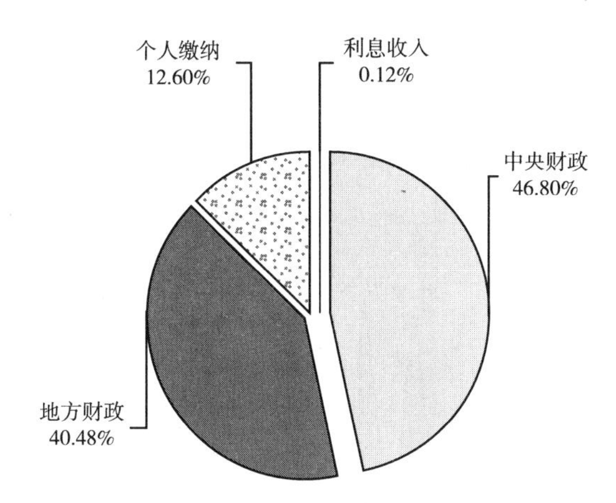

图4-10 2011年赣县新农合筹资构成

4.2.2.3 基金支出

（1）基金分配以统筹基金为主，支出以住院补偿为主。如表4-15所示，2011年赣县新农合基金用于住院补偿支出8069.99万元，比2010年增长了59.01%，占基金支出总额的90.53%，比2010年高出7.87%；用于门诊补偿支出615.96万元（含门诊统筹），比2010年减少了13.03个百分点，占基金支出总额的6.91%；用于住院正常分娩支出131.30万元，占基金总支出的1.47%；而用于特殊病种大额门诊支出有96.73万元，仅占基金总支出的1.09%。

表4－15　　2008～2011年赣县新农合基金支出构成

	2008年		2009年		2010年		2011年	
	总额（万元）	比重（%）	总额（万元）	比重（%）	总额（万元）	比重（%）	总额（万元）	比重（%）
基金支出总额	2885.8	100	4078.88	100	6139.74	100	8913.98	100
门诊补偿	144.47	5.01	333.41	8.17	708.28	11.54	615.96	6.91
住院补偿	2600.89	90.13	3508.94	86.03	5075.08	82.66	8069.99	90.53
住院正常分娩	55	1.91	65.7	1.61	93.65	1.53	131.3	1.47
特殊病种大额门诊	85.45	2.96	170.83	4.19	262.74	4.28	96.73	1.09

（2）基金使用率有所下降，统筹基金使用率较为合理。如图4－11所示，2011年，赣县新农合基金支出8913.98万元，基金累计结余为5841.13万元，基金使用率为78.89%，较2010年减少了7.79个百分点；全县当年统筹基金使用率为88.71%，达到了民生工程要求的85%[①]的目标，统筹基金使用率趋于合理。

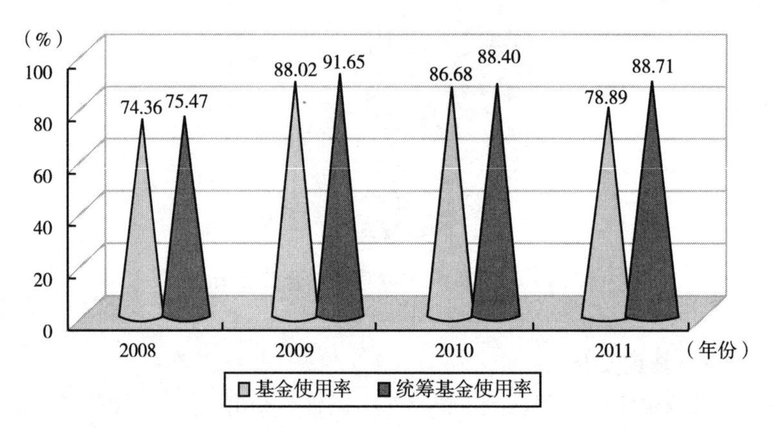

图4－11　2008～2011年赣县新农合基金使用率变化情况

4.2.2.4　农民受益程度

（1）总受益面有所降低，门诊补偿受益仍占主导地位。2011年，赣县参合农民共补助212945人次，其中门诊补助（包括门诊统筹和门诊家庭账户形

① 数据来源于江西省《2011年民生工程安排意见》。

式）171459人次，住院补助38012人次，住院正常分娩补助3084人次，特殊病种大额门诊390人次。如图4－12所示，总受益面、门诊受益面、住院补偿受益面分别为43.49%、35.02%、7.76%。总受益面较2010年降低14.61个百分点，门诊补偿受益虽然占据主要部分，但仍比上年减少14.05个百分点，而住院补偿受益面则相差不大。

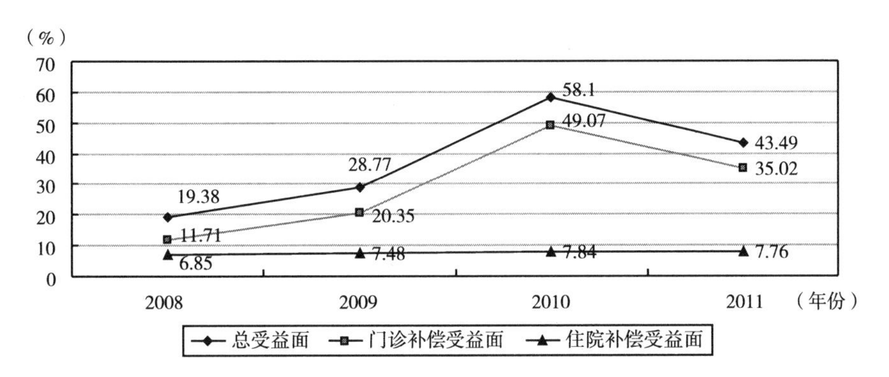

图4－12　2008～2011年赣县参合农民受益面变化情况

（2）参合农民住院补偿金额比住院费用增长速度快，实际住院补偿比大幅提高。如图4－13所示，赣县参合农民住院总费用从2008年的6081.97万元升至2011年的11691.26万元，年均增长率为17.75%；而住院补偿金额则从当年的2600.89万元增加到2011年的8069.99万元，年均增长率高达32.72%，远远超出住院费用的增长速度。此外，2010年的住院费用为

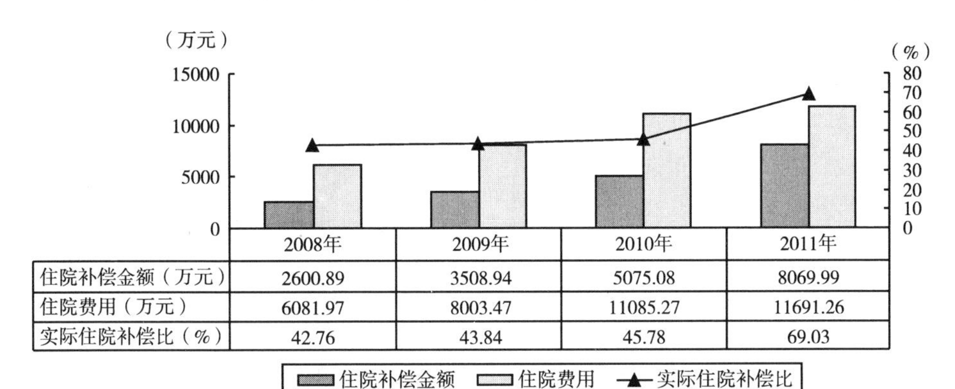

	2008年	2009年	2010年	2011年
住院补偿金额（万元）	2600.89	3508.94	5075.08	8069.99
住院费用（万元）	6081.97	8003.47	11085.27	11691.26
实际住院补偿比（%）	42.76	43.84	45.78	69.03

图4－13　2008～2011年赣县新农合费用补偿变化情况

11085.27 万元，补偿金额为 5075.08 万元，实际住院补偿比为 45.78%；而 2011 年参合农民的实际住院补偿比为 69.03%，比 2010 年高出 23.25%，实际住院补偿比大幅提高。

从调研情况和资料数据的分析中可知，2008～2011 年赣县新农合制度实施取得了不错的成绩，农民参合意识不断增强、政府补助力度加大、参合农民的住院补偿金额大幅上升以及住院费用有所控制等，农民“看病难”、“看病贵”的问题有所减轻，“因病致贫”、“因病返贫”的状况得到缓解，但由于新农合制度起步较晚，尚处于探索阶段，在制度运行过程中也暴露了一些问题。

4.3 欠发达地区新农合制度实施存在的问题分析

虽然江西省新农合制度实施取得了一定成绩，但通过以上数据分析，结合对南昌市和赣州市进一步的访谈和问卷调查结果，我们发现，欠发达地区新农合制度实施存在的主要问题包括以下五个方面。

4.3.1 参保费用增长过快

4.3.1.1 农民参保金的增长速度高于年均收入的增长速度

2008～2010 年，赣县农村居民人均纯收入分别为 2540 元、2763 元、3190 元[①]，年均增长率为 7.89%，而参保金则从起初的每人每年 10 元提升到每人每年 30 元，年均增长率高达 44.22%。此外，2008 年农民缴纳参保金占个人收入的 0.51%，2010 年则上升至 1.09%，翻了一倍，并且当地政府已将 2012 年的人均筹资标准规定为 50 元，如此快速的增长对于低收入农户来说，已超出他们的承受能力。在展开的入户调查中，一些低收入农民同样谈到了这个问题，如果参保金继续快速增长，他们将无力缴纳参保费用，从而放弃参加新农合，导致新农合“逆向选择”问题更加严重（方黎明，顾昕，2006；雒明敏，余兴厚，2011）。

4.3.1.2 农民参保金的增长速度超出受益面的增长速度

2008～2011 年，农民的受益面分别为 19.38%、28.77%、58.1%、43.49%，年均增长率为 22.39%，而 4 年间参保金的年均增长率为 31.61%，

---

① 数据来源于《江西统计年鉴（2009～2011）》。

高出受益面9.22个百分点。虽然人均住院补偿水平有所提高，但受益面的增长速度不及参保金增长快，会让农民觉得钱不断上缴，但没有完全返还到自己身上，若是参合农民没有生病的话，就更感觉自己缴的钱拿去为政府或其他机构服务，从而对新农合产生一定的质疑。

4.3.1.3　农民参保金的增长空间远大于报销比例的增长空间

新农合的报销比例标准已经达乡级90%、县级80%，提升空间在不断缩小，而农民个人缴费额却没有上限，这会使得报销比例和金额的增长无法满足农民对付出的费用所期望得到相应回报的需求，同时对于那些没有从新农合中受过好处的农民而言，就更觉得缴纳参保金是种浪费，影响农民的参保积极性。

4.3.2　基金使用难以把握

根据江西省新农合运行快速评价指标和参考值设置，基金使用率的适度值为85%~95%[①]，基金使用率的高低决定了新农合实施状况的好坏。然而，从赣县新农合的调研中发现，2008~2011年新农合基金的使用率从2008年的74.36%，升至2009年的88.02%，再降到2010年的86.68%，最后又降到2011年的78.89%，2009年、2010年的基金使用率处于适度状态，但2008年和2011年两年的使用率均低于适度区间的最小值，且波动较大，这种不稳定现象说明了新农合基金的使用难以把握。此外，2011年赣县住院补偿比为69.03%，门诊统筹补偿比为37.78%，正常分娩补偿比为43.16%，特殊病种大额门诊补偿比为41.74%。即使这样，新农合管理中心也不敢提高补偿比例，宁可让基金剩余，到了年底再根据基金剩余情况进行二次补偿，而二次补偿的必要性与公平性一直受到质疑（项莉等，2008；焦克源等，2011）。这样一来，对于那些不能得到二次补偿的人或是参保了还没受过益的人就显得很不公平，势必造成新的矛盾，带来新的问题。相反，如果当年的基金使用过多，那么超出的部分政府不会再进行补贴，只有通过农民缴费来弥补缺口，再次引起农民的不满。因此，只有控制好基金的使用情况，慎重选择结余标准，既不给予过多的二次补偿，也不让基金严重透支，才能使新农合制度起到真正的惠民作用，造福于广大农民。

---

① 数据来源于《江西省新型农村合作医疗信息统计手册（2010年）》。

4.3.3 监督体系仍不完善

4.3.3.1 对主管部门监督的缺失

新型农村合作医疗制度规定卫生部门为主管部门，一般而言，监督方式大部分采用下级对上级汇报、对外公示等方式。各级乡镇农村合作医疗办公室与县农村医疗合作办公室之间的管理与监督也是靠书面报告或是口头汇报，缺少诸如“局域网”、办公系统软件等方式的内部互相联系、互换信息以及互相监督的资源共享体系，这种缺陷必然使得政府和参合农民无法对新农合基金筹措、运行和管理进行有效的监督。

4.3.3.2 对定点医疗机构监督的缺失

定点医疗机构都是采取“先垫付后报销”的直补方式，对于医药费用报销初审工作都是由医疗机构自身负责，而新农合管理中心只负责所有报销单据的审核，这样很容易产生“过度医疗”和“医患勾结”现象。虽然医疗机构设置了相关部门进行监督检查，但力度不够，而卫生部门又缺乏相应的执行权，即使有农民反映医疗机构出现“过度医疗”或“医患勾结”等现象，但卫生部门也没有相应的权力对其进行处罚，起不到严惩的作用，这种监督体系的漏洞给医疗机构提供了浪费和骗取新农合基金的机会，严重影响了基金使用的有效性与报销的安全性。

4.3.4 信息化管理滞后

网络信息化管理在新型农村合作医疗的筹资、报销、基金运行过程中起着至关重要的作用。而目前赣县尚没有建立一个连接村、镇、县、市、省的互联网信息系统来推进新农合制度，特别是基层乡镇的信息化管理甚为落后。通过实地调查，我们看到赣县参合农民每次到镇卫生院或县人民医院就诊时，都要随身带上参保证进行登记，才能报销，对于有些偏远地区的农民如果忘记带参保证的话，那么不仅增加了农民的就医成本，还会大大影响其参保积极性。此外，这个小本子里的信息还是采用手工写入形式，很可能会因为人工原因而导致错误信息，造成不必要的矛盾和冲突。这种简易的手工操作已无法适应数据化和信息化的现代网上办公管理需要，容易使资金管理水平和工作效率变得低下，并且计算出现较高误差，最终引发争议与矛盾。

4.3.5　费用控制机制存在问题

新型农村合作医疗实施以来，农民“因病致贫”、“因病返贫”状况得到缓解，“有病不医”的状况得以改善，参合者健康水平有所提高。然而，与越南、墨西哥等国家农村居民医疗保障体系显著降低患者自付费用部分不同，虽然补偿比例不断提高、补偿涵盖面不断扩大，中国新农合医疗制度并未能有效降低参合者的实际医疗支出。更令人担忧的是，新农合医疗费用增长速度呈现不断攀高态势。以江西省为例，参保农民住院费用从2007年的444980万元增长到2010年的832260万元，年均增长高达23.2%，而同期农民纯收入、当地财政收入和GDP年均增长率不过分别才6.69%、18.17%和14.06%。值得我们关注的是，江西省新农合实际补偿存在结构偏差问题。门诊补偿比例偏低，而住院补偿比例偏高，这就暗示着可能存在对定点医疗机构住院监管不力，医疗机构住院指征控制不严，甚至挂床住院等现象。

尤其值得注意的是，新农合医疗费用快速增长不仅仅是局部现象，而且带有普遍性质。如果不加强医疗费用控制，新型农村合作医疗的保障作用将很快淹没在快速上涨的医疗费用中。

4.4　完善江西省新型农村合作医疗的对策建议

新型农村合作医疗制度在一定程度上有效地缓解了农民“看病难”、“看病贵”问题，但在推行实践中依然存在上述一系列问题，如果不及时解决这些问题，将可能削弱这项制度的保障效力，影响新型农村合作医疗制度的健康运行和可持续发展。因此，针对以上问题，完善新型农村合作医疗制度的具体措施主要应从以下几方面着手。

4.4.1　加大政府的投入力度，降低农民的缴纳金额

在新型农村合作医疗中，政府的补助是占主导地位的，为了加大基金的筹措，各级政府部门纷纷采取提高农民个人缴费金额，并配以一定比例的补助，农民个人缴费额越多，政府给予相应的比例补助越多，基金的筹措也就越多。然而，农民参保费用的快速增长若超过了他们的承受能力，势必会带来强烈的不满。因此，为了更好地解决这种矛盾，只有加大政府的投入力度，降低农民个人缴纳费用，可以从以下两方面着手。一是提高补助比例。政府部门应当把

对新型农村合作医疗的补贴作为一项预算内财政支出，列入国民经济和社会发展计划，确保基金及时到位，以保证基金的稳定性，并根据财政状况不断地提高出资比例，同时降低农民的参保金，使农民感到用自己的一点点钱就能得到巨大的费用补助，极大提高了参保的积极性。二是拓宽筹资渠道。政府可以鼓励一些慈善机构、社会团体、企业等组织积极捐资新型农村合作医疗，并给予相应的优惠政策，引导社会各界对新型农村合作医疗的支持，从而使更多的农民由“要我保”变为“我要保”。

4.4.2 制定合理的补偿机制，提高基金的有效利用

补偿标准的合理与否直接关系到新型农村合作医疗运行质量的好坏。补偿标准过高，将使新农合基金透支，过低则使基金过度结余，这两者都不利于基金的安全与效益最大化。因此，在前期测算和实际运行情况分析的基础上及时修正和调整测算参数，科学测算补偿的范围，确定合理的补偿比例，并且合理地制定起付线和封顶线，确保基金使用既不超支，又能有效遏制统筹基金的沉淀，扩大农民的受益和提高对农民的补偿程度，保证农民真正能得到实惠。此外，由于越来越多农民倾向于到级别高的医疗机构就诊，而国家给予参合农民医疗补偿的原则就是选择的医疗机构级别越高，自费比例就越高，得到的补偿的比例就越低，报销比例与医院级别成反比。所以还要合理引导参合农民的就医取向，一方面有利于缓解大医院“看病难、看病贵”的现状，避免造成医疗卫生资源的浪费，另一方面也有利于基层卫生院的健康发展。更重要的是，参合农民只有在基层卫生院治病，才能获得高比例补偿，新农合基金才能得到有效利用，避免因二次补偿而造成的不公平现象，发挥出真正的惠民作用。

4.4.3 构建有效的监督机制，保证农民的监督权力

首先，加强对定点医疗机构的监管。定点医疗机构的服务管理与水平是保证医疗服务质量、控制医疗服务费用以及保障新农合制度健康、可持续发展的重要环节。政府要有针对性地加大对医疗服务市场的监管，加强对药品流通体制和流通环节的监管，保证药品的质量，降低药品的价格，控制医疗机构运行成本。此外，由于医护人员的服务素质直接影响到患者的利益，因此不仅要提高医护人员的医德素质，树立良好的职业道德，严防其利用信息优势而产生道德风险，还要建立严格的奖惩制度，特别是对于那些出现“过度医疗”和“医患勾结”等违规操作的定点医疗机构和医护人员，加大严惩力度以防止类

似情形再次出现。

其次，建立独立的监管机构。由于目前大部分新农合管理中心只负责报销单据的核对，即使有一定的监督权力，但仍然没有完全的执行权，起不到真正的监督作用。因此必须专门设置一个监督管理机构，并制定相应的政策将其职能制度化，对新型农村合作医疗政策的贯彻执行、资金筹集、基金运行、补偿情况等进行有效监管，定期向社会公示新型农村合作医疗基金的收支使用情况，对新型农村合作医疗运行进行分析评估，受理群众的举报和投诉，保证农民的监督权。

4.4.4　建立科学的信息系统，提升基层的管理水平

计算机管理信息系统越来越成为新型农村合作医疗工作适应现代化办公发展的需要。首先，政府应加大对信息化建设的财政投入力度，卫生部门则应尽快建立信息服务平台，统一软件标准，规范信息管理，提高新农合管理效率；其次，地方政府要根据实际需要，给予基层政府及医疗机构相应的硬件配套措施，做到方便、实用；最后，加强信息系统维护人员的培训，做到网络畅通无阻，确保信息的持续传送、接收、处理与储存，从而保证信息的完整性和准确性。通过构建从乡镇到省市庞大的信息管理系统，不仅简化了农民的就诊、报销等程序，还减轻了合管办的工作量，大大提高管理效率，以免产生一些不必要的人力、物力、财力的浪费。同时也使得合管办能够时刻监测基金的运行状况，为预测风险、防范风险与化解风险创造有利条件。

第5章　需求释放抑或供给方诱导：新农合费用控制机制分析

新型农村合作医疗实施以来，通过不断扩大试点、完善机制，现已实现全覆盖。随着制度框架和运行机制的日益成熟，运行之初存在的农民参合率较低、逆向选择突出、筹资水平偏低以及报销手续复杂、实际补偿比低等问题逐渐得到改善，农民“看病难、看病贵”问题有所减轻，“因病致贫”、“因病返贫”状况得到缓解。

然而近年来，一些新的问题浮出水面，这其中医疗费用的快速增长尤其值得关注，主要体现在两个看似矛盾的并存现象：一是不断出台的费用控制政策与快速增长的农民医疗支出并存。目前新农合经办机构通常都会通过与定点医疗机构签订协议、制定操作规程和引入基本药物目录等事前控制结合医疗费用审核、审计以及通报处理等事后控制来保障新农合基金安全，部分地区在此基础上还推出限定非基本药物费用比例、单病种限价等手段以控制医疗费用的快速增长，然而结果却并不理想。

更令人担忧的是，新农合医疗费用快速增长不仅仅是局部现象，而且带有普遍性质。如果不加强医疗费用控制，新型农村合作医疗的保障作用将很快淹没在快速上涨的医疗费用中。

基于上述目的，本章对新农合制度运行过程定性研究的基础上，采用江西省县级面板数据模型对监管人数和次均住院费用关系进行实证分析，试图对新农合医疗费用快速增长现象进行剖析，以期为农村合作医疗制度的完善提供参考。

5.1　新农合费用控制机制的定性分析

新农合制度实际上是参合农民、医疗机构以及新农合经办机构三方就医疗费用和医疗质量展开博弈的过程。以江西省为例，其流程大体上为：新农合经办机构和医疗机构签订定点协议，制定医疗流程、基本药物目录以及相关的医疗机构约束条款；参合农民按照自愿原则缴纳一定数量的费用参加新农合，出现医疗需求后到定点医院治疗、支付医疗费用，再持参保凭证按照起付线、封顶线、补偿比到新农合经办机构审核、予以报销；新农合经办机构不定期对医疗机构进行监管。其运行过程如图5－1所示。

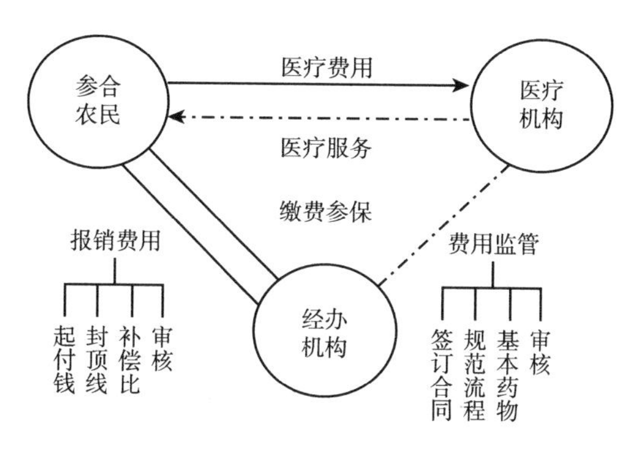

图5－1　新农合制度运行

在制度运行过程中，参与三方都会采取一定的行为措施，以谋取自身利益的最大化。具体来看，参合农民、医疗机构和经办机构之间存在着三个不对称博弈。

参合农民和医疗机构之间的信息不对称博弈。在这个博弈中，参合农民作为新农合制度的直接受益者，他希望最少的医疗支出获得有效安全的治疗。作为医疗服务提供者，医疗机构承担着一定的社会职能，虽然名义上是非营利性机构，但在政府投入严重不足的情况下，已经成为一个以追求利润最大化为目标的经济组织。由于医生拥有专业知识，对于患者情况比较了解，信息优势使医疗机构在这一博弈过程中占据绝对的主导地位。如果外部对医疗供给方诊断过程缺乏有效的监管，出于自身经济利益最大化和医疗事故最小化的考虑，医疗供给方具有诱导需求的强烈动机。这样，大处方、高价药、住院时间延长等现象就可能存在了。

参合农民和新农合经办机构的权力不对称博弈。新农合经办机构代表政府行使制度管理职能，通过制定规则，达到既能保证医疗质量又能实现费用控制的目的。在这个博弈过程中，参合农民追求尽可能多的补偿，经办机构追求尽量实现参保农民利益的同时保证基金的安全运行，两者目标函数方向基本一致，但经办机构制定参保农民的起付线、封顶线、补偿比、二次补偿受益人群以及补偿审核。因此，两者在权力上不对等，经办机构明显属于优势一方，有能力使博弈朝着自己的目标函数进行。

医疗机构和新农合经办机构之间的虚位博弈。在这个博弈中，新农合经办机构和定点医疗机构是委托代理关系，经办机构通过选择定点医疗机构，与其签订合同，制定技术流程，对医疗机构进行审核监管等方式约束医疗机构的行为，引导其为参保农民提供规范的医疗服务。拥有信息优势的定点医院和拥有权力优势的经办机构之间的博弈是新农合制度中最关键的博弈，它直接关系到参保农合利益的实现和基金的安全。表面上来看，经办机构处于优势地位，然而要实现对定点医疗机构的有效监管，不仅需要数量充足、知识结构合理的人员，必要的经费，完善的信息化系统，更需要经办机构拥有与其职责相对应的职权和独立的地位。目前的经办机构几乎不可能达到这些要求，只能是形式上的虚位监管。

基于目前新农合的运行机制，国内学者就新农合现状和存在的问题做了多视角分析，比较一致的观点认为，当前新农合医疗费用快速增长的根源在于医疗供给方诱导需求。医疗供给方诱导需求是医疗服务供给方利用其信息优势，在医疗服务过程中为实现自身利益最大化而采取的与需求方最优利益不符的行为，是因医生经济利益或自我保护需要所引致的超过最佳治疗需要的需求（周良荣，2007）。

沙因和罗默（1959）通过对美国短期普通医院的每千人病床数和每千人住院天数之间的相关性研究发现，两者之间存在正相关关系，罗默将其描述为“只要有病床，就有人来用病床”，即罗默法则。此后，菲尔德斯特因（1970）的目标收入模型、伊文斯（1974）基于判断力的负效用模型、斯达诺（1987）的利润最大化模型就医疗供给方诱导需求进行了数理模型解释。富琪（1978）、莱斯（1983）、瑞佐和布鲁门彻（1996）、格鲁伯和欧文斯（1996）、伊普（1998）、大卫·赫慕威（1998）、李德玲（2003）、毛正中（2006）、干春晖等（2007）、李军山等（2008）纷纷证实医疗供给方诱导需求对于医疗费用增长的正向作用。

然而进一步分析不难发现，这种观点仅是对新农合医疗费用快速上涨表象的解读，医疗供给方诱导需求是一种行为表示，它是各种内外因作用的综合结果，如果把费用上涨的责任归于医疗机构市场化带来的诱导需求，其实并没有抓住其深层次的原因。本书认为，新农合医疗费用快速上涨是下列原因造成的。

5.1.1 政府医疗卫生投入不足是医疗供给方诱导需求的根源

市场化以后，我国医疗机构管理体制与运行机制一直尚未理清，国家对医疗机构的投入长期不足。2009年我国政府卫生支出占GDP比重仅为1.4%，不仅远远低于发达国家水平，甚至还低于泰国、越南等发展中国家①。更严重的是，有限的投入也被优先满足城镇医疗体系的需求，农村医疗投入更是少之又少，这一点从医疗机构收入结构也得到反映。从表5-1中可以看到，不论是村卫生室、卫生院还是综合医院，业务收入均为其收入的主要来源，几乎占总收入的80%以上。更值得关注的是，近年来卫生院和村卫生院财政补助和上级补助占其收入总额的比重还在逐年下降。不难想象，在医疗机构市场化的背景下，政府投入不足使得追求自身经济利益最大化的医疗机构具有强烈的诱导需求动机，医院不得不通过自主经营获取运营经费，大处方、高药价、住院时间延长的现象便应运而生。

表5-1 2007~2009年我国各级医疗机构收入结构 单位：%

	业务收入			财政补助+上级补助		
	2007年	2008年	2009年	2007年	2008年	2009年
总计	80.58	87.14	89.59	14.39	11.75	10.28
医院	91.70	91.90	91.58	8.30	8.10	8.42
社区卫生服务中心（站）	88.89	79.26	78.25	11.11	20.74	21.75
社区卫生服务中心	82.68	77.43	76.45	17.32	22.57	23.56
社区卫生服务站	96.55	91.79	86.81	3.45	8.21	13.19
卫生院	74.73	81.64	80.20	25.27	18.36	19.80
街道卫生院	72.17	83.62	83.69	27.83	16.38	16.31
乡镇卫生院	74.79	81.55	80.03	25.21	18.45	19.97
村卫生室	73.79	80.54	92.98	26.21	19.46	4.14

资料来源：《中国卫生统计年鉴（2009）》。

5.1.2 按项目支付方式为医疗供给方诱导需求提供了便利

医疗供给方诱导需求的问题直指当今医疗卫生政策的核心，而按服务项目

① 根据《中国卫生统计年鉴（2009）》数据计算，2006年法国、德国、英国、美国以及加拿大等国家政府卫生支出占GDP比重均超过7%，而我国周边的泰国、越南等发展中国家这一比例也超过2%。

支付的方式则为之敞开了“方便之门”（雷因哈特，1989）。按服务项目支付是指医疗需求方根据定点医院所提供医疗服务的项目和服务量做出费用补偿的办法，属于后付制。这种支付方式优点是服务费用的测算比较直观，适用范围较广，有利于调动医疗服务提供方的积极性；缺点在于医院的收入与其服务量有关，因而具有诱导医疗服务机构提供过度医疗服务的倾向，同时因为医疗费用由第三方事后支付，医院与病人都不关心费用问题，加之第三方只能在事后对账单进行审查，在很大程度上增加了管理成本，难以有效控制医疗费用的浪费。目前，我国新农合制度基本实行按项目支付方式，这种缺乏控制力的制度缺陷间接助力于供方诱导需求，致使过度医疗有加剧之势。据国外研究估计，卫生医疗费用上涨的12%左右是由社会医疗保险机构按服务项目补偿造成的（江里程等，2003）。

5.1.3 监管不到位

从实践看，多数地区新农合经办机构都由卫生行政部门来主管。这样的管理体制决定了经办机构和医疗服务机构更容易形成合作关系，而不是监督与被监督的关系，也就造成了经办机构对医疗机构的监督无力，无法真正约束和规范医疗机构的医疗行为。加之，新农合经办机构管理手段落后，未建立制度运行信息系统，经办机构人员少、素质和管理能力尚待提高，财务管理和会计制度不完善，这样就导致了新农合经办机构只是作为形式上的第三方，没有足够的实力去监管新农合供需双方。这也就不难解释为什么一系列费用控制政策出台后，参合农民医疗费用依然快速增长。

综上所述，新农合医疗费用快速上涨的根源在于医疗供给方诱导需求，但其更深层的原因在于医疗服务市场结构不健全。政府医疗卫生投入不足，导致医疗机构具有强烈的诱导需求动机，按项目支付方式又为这种动机打开了方便之门，加之政府相关监管机构的缺位和不作为，新农合医疗费用的快速上涨难以避免。

5.2 新农合医疗费用增长的结构与动因：基于江西省数据的分析

新型农村合作医疗制度实施以来，农民“因病致贫”、“因病返贫”状况得到缓解，“有病不医”的状况得以改善，参合农民健康水平有所提高（程令国、张晔，2012）。然而，与越南（乔威特、坎特阳妮斯和卫尼，2003；区威德，2003；威格斯达夫和普拉达汗，2005；塞普瑞、撒玛和辛普森，2006），墨西哥（盖克德等，2006；克诺尔等，2006）等国家农村居民医疗保障体系显著降低患者自付费用部分不同，虽然补偿比例不断提高、补偿范畴涵盖面不断扩大，中国新农合并未能有效降低参合农民的实际医疗支出（威格斯达夫，2009；雷和林，2009）。更令人担忧的是，新农合医疗费用增长速度呈现不断攀高的态势。

是什么原因造成我国新农合医疗费用持续快速增长？国内外学者对此给出了不同答案。一些学者认为新农合使需求方长期压抑的医疗需求得以释放（程令国、张晔，2011）。而另一种观点指出，新农合医疗费用增长源自供给方诱导需求，刘和米尔斯（1999）调查指出，超过20%阑尾炎和肺炎医疗支出是不必要的，威格斯达夫（2009）认为新农合增加了城镇中心医院昂贵设备的数量，这很可能增加患者不必要的检查。

我们认为，新农合医疗费用的快速增长是需求释放带来的规模效应和过度医疗带来的费用膨胀效应的综合。基于上述判断，本书通过结构分解法（Structure Decomposition Analysis，SDA）对新农合医疗费用总量增长和结构变迁各影响因素所起的作用进行分析，力图明晰新农合费用快速增长的动因，为保证新农合机制顺利平稳运行提供参考。

5.2.1 医疗费用增长的结构分解方法

结构分解法是投入产出研究领域主流经济分析工具之一，其核心思想是将经济系统中因变量的变动分解为各个独立自变量的变动之和，以此来测试每个独立自变量对因变量变动的贡献率。结构分解法最初来源于对经济增长机理的分解。雷安替夫（1951）通过建立基于投入产出分析的结构分解法将经济增长分为需求贡献和供给贡献。时至今日，结构分解法已经被广泛应用于经济增长、价格、能源以及劳动力等多方面的经济分析研究中（帝特增巴彻，2006；李景华，2004；张友国，2010；郭朝先，2012；袁鹏等，2012；宋瑞礼，2012）。本书借鉴结构分解法思路，通过建立分解模型，试图分析新农合医疗费用增长的影响因素。

新农合医疗费用的快速增长是需求释放带来的规模效应和过度医疗带来的费用膨胀效应的综合。就诊规模可以通过就诊人次来计算，费用膨胀效应则需要选取考察对象，例如某一病种医疗费用膨胀情况，或者某一地区医疗费用膨胀情况，或者可以用某一层次医疗结构医疗费用膨胀情况来衡量。在实际操作过程中，病种医疗费用对于测算过度医疗的效果最好，但对数据要求最高；用地区医疗费用数据容易获得，但经济政策含义不大；把医疗机构层级作为考察对象，既能衡量费用膨胀效应，又能估算目前不同层级医疗机构间的流动效应对新农合费用增长的影响。

医疗费用总额的变动不仅仅体现了医疗费用数量的变化，而且也反映了医疗费用结构的变动。我们运用结构分解法分析医疗费用总额变动的动力。

医疗费用总额 = 就诊次数 × 就诊结构 × 各层次医疗机构的平均医疗费用

设就诊次数为 Y，i 级医疗机构就诊人数 $y_i(\sum_i y_i = Y)$，基期为 Y^0 和 y_i^0，t 期为 Y^t 和 y_i^t，i 级医疗机构就诊人数的比重为 $\partial_i = y_i/Y$；设医疗费用总额为 E，i 级医疗机构就诊费用总额为 e_i，i 级医疗机构平均就诊医疗费用为 $\beta_i = e_i/y_i$。则医疗费用总额：

$$E = \sum_i e_i = \sum_i (\beta_i \cdot \partial_i \cdot Y) = Y \sum_i (\partial_i \cdot \beta_i)$$

第 t 期与基期相比，医疗费用总额的变化为：

$$\Delta E = E^t - E^0 = \sum_i (e_i^t - e_i^0) = Y^t \sum_i (\partial_i^t \cdot \beta_i^t) - Y^0 \sum_i (\partial_i^0 \cdot \beta_i^0)$$

利用结构分解法，进一步将上述医疗费用总额变化分解为就诊规模效应、就诊结构效应和医疗费用增长效应三个方面，即：

$$\Delta E = (Y^t - Y^0) \sum_i (\partial_i^0 \cdot \beta_i^0) + Y^t \sum_i [(\partial_i^t - \partial_i^0) \cdot \beta_i^0] + Y^t \sum_i [\partial_i^t \cdot (\beta_i^t - \beta_i^0)]$$

由此可得：

$$\text{规模效应} = (Y^t - Y^0) \sum_i (\partial_i^0 \cdot \beta_i^0) \quad (5.1)$$

$$\text{流动效应} = Y^t \sum_i [(\partial_i^t - \partial_i^0) \cdot \beta_i^0] \quad (5.2)$$

$$\text{费用膨胀效应} = Y^t \sum_i [\partial_i^t \cdot (\beta_i^t - \beta_i^0)] \quad (5.3)$$

以住院费用总额为考察对象，分析规模效应、流动效应以及费用膨胀效应对于新农合费用增长的贡献率。分析所用数据来源于《江西省新型农村合作医疗信息统计手册》（2008～2010）。

5.2.2　新农合费用增长的动因分析

5.2.2.1　数据描述

从表5－2可以看到，江西省新农合住院费用总额增长迅速，2009年江西省新农合住院费用总额增长率为24.6%，2010年高达34.4%。在住院费用的层级分布中，县级所占比重最大，超过1/3，其次是乡级和市级，省外和省级医疗费用所占比重较低。从分布变化和增长趋势来看，参合农民向高级别医疗机构流动的趋势明显，医疗费用增长速度惊人。

表5－2　　2008～2010年江西省新农合住院费用总额及分布情况

年份	住院费用		省外		省级		市级		县级		乡级	
	总额（万元）	增长率（%）	比重	增长率（%）	比重	增长率（%）	比重	增长率（%）	比重	增长率（%）	比重	增长率（%）
2008	496940		12.8		14.7		16.6		36.3		19.7	
2009	619238	24.6	13.7	33	13.4	14.2	17.3	29.6	35.8	22.9	19.8	25.8
2010	832261	34.4	14.4	41.2	13.7	36.9	17.9	39.2	36.8	38.1	17.3	17.3

如表5－3所示，2008～2010年，江西省新型农村合作医疗次均住院费用明显提高，从2008年的2321元提高到2010年的2849元，年均增长10.79%。从分布和增长趋势来看，省外次均住院费用和省级次均住院费用远远高于其他级别医疗机构水平，乡级最低，仅为省外和省级的1/10；2010年次均住院费用增速大幅度提高，其中乡级次均住院费用增长12.35%。

表5－3　　2008～2010年江西省新农合各级别医疗机构次均住院费用

年份	平均		省外		省级		市级		县级		乡级	
	费用（元）	增长率（%）	费用（元）	增长率（%）	费用（元）	增长率（%）	费用（元）	增长率（%）	费用（元）	增长率（%）	费用（元）	增长率（%）
2008	2321		9590		8915		5012		2738		834.8	
2009	2441	5.17	9412	－1.86	9025	1.23	5593	11.59	2802	2.34	894.5	7.15
2010	2849	16.71	9869	4.86	9953	10.28	6108	9.21	3031	8.17	1005	12.35

江西省2008～2010年，参合农民对医疗服务的利用率都得到了提高，住院次数有了显著增加。如表5－4所示，省外住院次数增加最快，年均增长率

超过30%，省级、市级和县级都有不同程度的提高，说明参合农民医疗意识在增强。而乡级住院次数增幅下降，暗示着参合农民对于医疗需求的层次也有可能在提高。

表5-4　　2008~2010年江西省新农合各级别医疗机构住院次数

年份	总数		省外		省级		市级		县级		乡级	
	次数（次）	增幅（%）	次数（次）	增幅（%）	次数（次）	增幅（%）	次数（次）	增幅（%）	次数（次）	增幅（%）	次数（次）	增幅（%）
2008	2141060		66535		81662		164589		658291		1169726	
2009	2536821	18.51	90136	35.47	92079	12.76	191096	16.11	790732	20.13	1372778	17.36
2010	2921239	15.15	121352	34.64	114307	24.14	243492	27.42	1009644	27.68	1432647	4.37

5.2.2.2　新农合结构分解结果

根据式（5.1）、式（5.2）、式（5.3），利用2008~2010年《江西省新型农村合作医疗信息统计手册》数据，可以得到江西省新农合费用增长的规模效应、流动效应和费用膨胀效应。2009年江西省新农合住院费用增加了122297.5万元，其中规模效应为92013.2万元，对住院费用增长贡献率为75.24%；流动效应为6419.28万元，对住院费用增长贡献率为5.25%；费用膨胀效应为23768.39万元，对住院费用增长贡献率为19.43%。这就意味着，2009年江西省新农合费用增长的主要原因是住院次数的增加。流动效应贡献率较小，说明住院费用增长并非主要由于不同级别医疗机构间流动造成的，而是新增住院造成的。通过表5-4可以发现，2009年，省外住院次数增加2.3万余次，增幅超过30%；县级增加13万余次，增幅超过20%；乡级住院次数增量超过20万例，较2008年提高17.36%。住院次数的增加体现出参合农民医疗需求的释放效果。

2010年江西省新农合住院费用增长213023.8万元，规模效应为93835.71万元，对住院费用增长贡献率为44.05%；流动效应为51617.87万元，对住院费用增长贡献率为24.23%；费用膨胀效应为67648.96万元，对住院费用增长贡献率为31.76%。与2009年不同的是，2010年住院费用的上涨更多地体现在流动效应和费用膨胀效应大幅度提高的基础上。流动效应从6419.28万元增长到51617.87万元，提高了将近7倍，对费用增额增长贡献率也从5%提高到24%。流动效应的大幅度提高可以反映出参合农民医疗需求层次的提高。

费用膨胀效应从23768.39万元增长到67648.96万元，增幅超过200%，对费用增额增长贡献率也从19%提高到31%。费用膨胀效应则体现出医疗服务价格上涨、供给方诱导需求等不合理因素的存在。

从全省情况来看，随着新农合制度的运行，参合农民长期受到抑制的医疗需求正在逐步释放，对医疗服务质量的要求也在逐步提高。令人担忧的是，医疗费用膨胀效应的加大，会刺激新农合医疗费用以更快的速度不合理增长。

鉴于时间序列较短，难以把握江西省新农合费用增长动因的一般性趋势。因此，本书通过对87个县2009～2010年相关数据的分析（见表5－5），试图对江西省新农合费用的动因做更深入的了解。

表5－5　　江西省87县新农合住院费用动因分解统计性描述

效应		样本量	均值		标准差		最小值		最大值	
			数值（万元）	贡献率（%）	数值（万元）	贡献率（%）	数值（万元）	贡献率（%）	数值（万元）	贡献率（%）
规模效应	总体	169	1036	58.9	1344	52.52	－1984	－121	7905	228.1
	2009年	84	1016	73.98	1046	56.22	－737	－121	4850	228.1
	2010年	85	1056	43.94	1591	44.11	－1984	－83.3	7905	185.2
流动效应	总体	169	222	10.72	848	43.72	－3889	－126	3918	151.1
	2009年	84	12	1.18	624	47.71	－2455	－126	1504	151.1
	2010年	85	430	20.18	982	37.29	－3889	－123	3918	147.7
费用膨胀效应	总体	169	496	29.86	770	38.45	－2149	－106	4393	187.51
	2009年	84	301	24.61	1009	41.72	－7421	－106	1959	144.84
	2010年	85	687	35.06	893	34.25	－2149	－51.8	4393	187.51

删除数据集中5个特异值，共得到169个观测样本。2009年规模效应平均增加住院费用1016万元，对新农合住院费用增量的贡献率超过70%，各县数据的方差较大，最大值和最小值之间相差5000多万元，是均值的5倍。2010年规模效应的平均增加住院费与2009年基本持平，但其对住院费用增量的贡献率大幅度下降，只有43.94%，各县间数据的方差变化不大，这说明多数县的住院次数没有太大的变动。

2009年各县不同级别医疗结构间流动对于住院费用增长的贡献率仅仅为

1.18%，但方差比较大，说明不同县差异非常明显。与规模效应相反的是，流动效应在2010年对住院费用增量的贡献率快速提高，同时方差基本持平。这说明，各县的由乡级向县市省级医疗机构的流动率普遍在提高。

2010年费用膨胀效应新增住院费用为687万元，比2009年提高了1倍，对江西省新农合住院费用的贡献率也在提高，从2009年的24.61%提高到2010年的35.06%。方差的下降说明各县之间医疗机构住院费用的差距在缩小。值得注意的是，不论是规模效应、流动效应，还是费用膨胀效应，贡献率的标准差都在下降，说明各县之间各效应都在向一个较为稳定的状态收敛。表5-6是江西省87县新农合住院费用增长的结构分解结果。

5.2.3 新农合费用增长结构差异的影响因素

由新农合住院费用结构分解结果可以发现，在同样的制度设计下，各县之间新农合住院费用增长差异非常大，结构分解后三种效应也千差万别。那么，新农合医疗费用增长是否存在一些普遍性规律？哪些因素影响着三大效应的变动？对于这些问题的探讨，有利于我们更清楚的认识新农合费用增长的一般性规律，有利于新农合医疗费用控制工作的开展。

5.2.3.1 模型构建与变量选取

就诊规模实际上体现的是医疗服务的利用率问题。一般认为，年龄、职业、文化程度、医疗保健制度以及收入状况等因素会影响医疗服务利用率。拉森（1995）研究表明，在需求给定的情况下，富人的住院服务利用远多于穷人。解垩（2009）基于CHNS数据的研究提出收入越高的人医疗服务利用率越高，收入因素对医疗服务利用不平等的贡献度在0.13~0.2。张仁伟指出，贫困地区农村居民两周千人患病次数为171（全国农村为128），而两周千人就诊次数为74.63（全国农村为159.7次）。王怀明等（2011）通过分析认为，农村居民收入的提高会增加农村医疗服务进而实现健康的改善，但由于农村居民医疗服务的需求弹性大于医疗服务的供给弹性，因此，健康改善的边际效应是递减的。鉴于以上分析，提出研究假设1。

H1：规模效应随着农村居民收入水平先上升后下降，次均住院费用与规模效应负相关。建立模型如下：

$$\Delta scale\_effect = \alpha + \beta_1 \Delta income + \beta_2 \Delta expditure + \varepsilon \tag{5.4}$$

表5－6　江西省87县新农合住院费用增长的结构分解结果汇总

地区	规模效应		流动效应		费用膨胀效应		规模效应贡献率		流动效应贡献率		费用膨胀效应贡献率	
	2009年	2010年	2009年	2010年	2009年	2010年	2009年	2010年	2009年	2010年	2009年	2010年
安福县	1708	221	11	583	277	423	85.5	18.0	0.6	47.5	13.9	34.5
安义县	96	942	500	410	288	525	10.8	50.2	56.6	21.8	32.6	28.0
安源区	140	659	146	-436	216	133	27.9	185.2	29.0	-122.6	43.1	37.4
安远县	23	1359	351	-111	214	887	4.0	63.7	59.6	-5.2	36.4	41.6
昌江区	385	394	-156	-185	229	280	84.2	79.7	-34.1	-37.5	50.0	56.6
崇仁县	40	481	660	1072	-263	720	9.1	21.5	151.1	48.0	-60.2	32.2
崇义县	1506	526	-649	389	293	430	130.9	39.1	-56.4	29.0	25.5	32.0
大余县	974	229	-339	551	157	699	123.0	15.5	-42.8	37.3	19.9	47.2
德安县	1078	90	-201	256	-32	438	127.6	11.5	-23.8	32.7	-3.8	55.9
德兴市	961	715	-38	89	64	511	97.4	54.4	-3.8	6.7	6.5	38.9
定南县	396	540	108	249	235	306	53.6	49.3	14.7	22.7	31.7	27.9
东乡县	1877	1417	-1205	324	542	504	154.6	63.1	-99.3	14.4	44.6	22.4
都昌县	4726	2464	440	1618	-983	1073	113.0	47.8	10.5	31.4	-23.5	20.8
分宜县	-542	-126	987	112	756	552	-45.1	-23.5	82.1	20.8	63.0	102.6
丰城县	1154	6885	-440	-542	1392	-235	54.8	112.7	-20.9	-8.9	66.1	-3.9
浮梁县	1063	1330	-346	422	187	58	117.5	73.5	-38.2	23.3	20.7	3.2
高安市	907	1048	255	686	1333	3210	36.3	21.2	10.2	13.9	53.4	65.0
广昌县	356	1247	147	131	-86	-125	85.7	99.5	35.3	10.5	-20.8	-10.0
广丰县	814	2083	-1078	-1065	1451	-317	68.7	49.5	-90.9	-25.3	122.4	-7.5
贵溪市	1332	4361	144	-559	-378	-322	121.4	125.3	13.1	-16.1	-34.5	-9.3
横峰县	374	427	-167	278	441	270	57.7	43.8	-25.7	28.5	68.0	27.7

续表

地区	规模效应		流动效应		费用膨胀效应		规模效应贡献率		流动效应贡献率		费用膨胀效应贡献率	
	2009年	2010年	2009年	2010年	2009年	2010年	2009年	2010年	2009年	2010年	2009年	2010年
糊口县	1173	954	-145	178	47	657	109.2	53.4	-13.5	10.0	4.4	36.7
会昌县	1014	1421	819	-267	-763	1229	94.8	59.6	76.6	-11.2	-71.4	51.6
吉安县	724	308	-70	1158	540	972	60.6	12.7	-5.9	47.5	45.2	39.9
吉水县	1160	1550	-846	-765	360	1979	172.3	56.3	-125.7	-27.8	53.5	71.9
吉州区	503	147	62	158	248	448	61.9	19.6	7.6	21.0	30.5	59.4
金溪县	-191	664	447	515	138	327	-48.4	44.1	113.5	34.2	35.0	21.7
进贤县	4536	-264	-2455	2850	64	2055	211.6	-5.7	-114.5	61.4	3.0	44.3
井冈山	639	192	-166	7	86	489	114.3	27.9	-29.7	1.0	15.4	71.1
九江县	1972	-283	-628	912	-269	1142	183.4	-16.0	-58.5	51.5	-25.0	64.5
乐安县	764	847	201	672	367	302	57.3	46.5	15.1	36.9	27.5	16.6
乐平市	511	-204	633	-1523	1959	4393	16.5	-7.6	20.4	-57.1	63.2	164.8
莲花县	-101	-368	-105	1175	675	728	-21.5	-24.0	-22.5	76.5	144.0	47.4
临川区	2313	4956	-292	-3889	407	2582	95.3	135.8	-12.1	-106.6	16.8	70.7
龙南县	1144	1459	-335	214	263	144	106.7	80.3	-31.3	11.8	24.5	7.9
芦溪县	741	1165	-433	272	326	697	116.9	54.6	-68.4	12.7	51.5	32.7
庐山区	785	1274	141	246	132	620	74.2	59.5	13.4	11.5	12.5	29.0
南城县	540	325	346	707	264	485	47.0	21.4	30.1	46.6	22.9	32.0
南丰县	111	202	236	714	424	1017	14.4	10.5	30.7	37.0	55.0	52.6
南康市	1172	2279	1044	1814	1208	1107	34.2	43.8	30.5	34.9	35.3	21.3
宁都县	1314	1079	637	823	-126	960	72.0	37.7	34.9	28.8	-6.9	33.6
彭泽县	1525	1543	-525	-1076	307	943	116.7	109.5	-40.2	-76.4	23.5	66.9

续表

地　区	规模效应		流动效应		费用膨胀效应		规模效应贡献率		流动效应贡献率		费用膨胀效应贡献率	
	2009年	2010年	2009年	2010年	2009年	2010年	2009年	2010年	2009年	2010年	2009年	2010年
铅山县	485	7905	644	-1504	-57	-731	45.2	127.3	60.1	-24.2	-5.3	-11.8
青原区	702	344	36	1134	288	186	68.4	20.7	3.6	68.1	28.1	11.2
全南县	278	-1753	64	-139	173	174	54.0	106.1	12.4	8.4	33.6	-10.6
瑞昌县	2038	144	-560	422	166	269	124.0	17.2	-34.1	50.5	10.1	32.3
瑞金市	2013	1229	-56	596	162	224	95.0	60.0	-2.6	29.1	7.7	10.9
上高县	1065	1188	-288	791	86	350	123.5	51.0	-33.5	34.0	9.9	15.0
上饶县	169	655	935	134	1191	620	7.4	46.5	40.7	9.5	51.9	44.0
上栗县	709	1686	-3	2070	699	1040	50.4	35.2	-0.2	43.2	49.8	21.7
上犹县	501	-87	130	2799	117	203	67.1	-3.0	17.3	96.0	15.6	7.0
石城县	698	289	-74	654	396	446	68.5	20.8	-7.3	47.1	38.9	32.1
遂川县	1421	1064	-474	641	616	-416	90.8	82.5	-30.3	49.7	39.4	-32.3
泰和县	1273	722	-230	846	300	1490	94.8	23.6	-17.1	27.7	22.4	48.7
铜鼓县	235	1022	-2	737	-43	493	123.9	45.4	-1.2	32.7	-22.7	21.9
万安县	1026	511	165	-11	-127	248	96.5	68.3	15.5	-1.5	-12.0	33.1
万年县	369	927	-170	982	764	506	38.3	38.4	-17.7	40.7	79.3	21.0
万载县	168	437	558	797	1040	1011	9.5	19.5	31.6	35.5	58.9	45.0
武宁县	2090	-257	521	1073	-1345	1195	165.1	-12.8	41.2	53.4	-106.3	59.5
婺源县	824	1105	28	261	54	380	91.0	63.3	3.1	14.9	6.0	21.8
峡江县	169	28	96	131	67	491	51.0	4.2	28.9	20.2	20.2	75.6
湘东区	2108	1157	-954	167	-230	1044	228.1	48.9	-103.2	7.1	-24.9	44.1
新干县	-737	899	463	93	885	316	-120.6	68.8	75.8	7.1	144.8	24.1

续表

地　区	规模效应		流动效应		费用膨胀效应		规模效应贡献率		流动效应贡献率		费用膨胀效应贡献率	
	2009 年	2010 年	2009 年	2010 年	2009 年	2010 年	2009 年	2010 年	2009 年	2010 年	2009 年	2010 年
新建县	994	170	1306	1566	772	1849	32.3	4.7	42.5	43.7	25.1	51.6
信州区	329	2123	220	55	209	121	43.4	92.4	29.0	2.4	27.6	5.3
星子县	1101	1930	-559	-143	258	212	137.6	96.6	-69.9	-7.2	32.3	10.6
兴国县	775	2137	301	1120	506	-342	49.0	73.3	19.0	38.4	32.0	-11.7
修水县	4850	1067	-1009	1183	12	1806	125.9	26.3	-26.2	29.2	0.3	44.5
寻乌县	814	354	98	321	44	900	85.1	22.5	10.3	20.4	4.6	57.1
宜丰县	88	368	-18	102	519	713	14.9	31.1	-3.1	8.6	88.2	60.3
弋阳县	177	1495	117	230	494	539	22.4	66.1	14.9	10.2	62.7	23.8
永丰县	1116	-36	1504	144	-1052	1530	71.2	-2.2	95.9	8.8	-67.1	93.4
永新县	1224	232	438	560	-242	714	86.2	15.4	30.9	37.2	-17.0	47.4
永修县	130	-873	-221	-44	1024	1965	13.9	-83.3	-23.7	-4.2	109.8	187.5
于都县	2454	5791	-307	504	1545	-2149	66.5	139.6	-8.3	12.2	41.9	-51.8
余干县	1524	4959	1421	320	-603	318	65.1	88.6	60.6	5.7	-25.7	5.7
余江县	665	723	-156	485	216	398	91.7	45.0	-21.6	30.2	29.8	24.8
渝水区	923	-1984	153	3918	1422	719	37.0	-74.8	6.1	147.7	56.9	27.1
玉山县	4466	-787	-1459	2665	-369	1640	169.2	-22.4	-55.3	75.8	-14.0	46.6
袁州区	721	3032	1292	-615	727	3716	26.3	49.4	47.2	-10.0	26.5	60.6
月湖区	312	353	37	146	58	81	76.7	60.9	9.1	25.1	14.3	14.0
章贡区	2502	717	-629	609	353	534	112.4	38.6	-28.2	32.7	15.9	28.7
樟树市	411	2025	-71	462	1194	-195	26.8	88.3	-4.7	20.2	77.9	-8.5
资溪县	452	82	29	306	73	160	81.7	15.0	5.2	55.9	13.1	29.1

其中，*scale_effect* 是规模效应，*income* 是农民真实人均纯收入，*expditure* 是次均住院费用。

采取一阶差分形式的原因在于，除了收入水平和次均住院费用外，还有很多个体相关影响规模效应的因素，例如地区的医疗保健制度、居民健康状况等，通过一阶差分能消除这些不随时间变化的个体特征。

需求层次理论揭示了低层次需求被满足后，人们会追求高层次的需求。随着收入的增加，农村居民可能会对医疗技术、医疗环境提出更高的要求，而某一医疗机构的技术水平和外部环境在短时期内很难有较大的提升（王怀明等，2011）。因此，收入水平提高将促使医疗服务向高层次流动，在此提出第二个假设。

H2：收入水平越高、次均住院费用差异越小，流动效应越大。建立模型如下：

$$\Delta move\_effect = \alpha + \beta_1 \Delta income + \beta_2 Hscondi + \beta_3 \Delta dev\_expd + \beta_4 \Delta expditure + \varepsilon \tag{5.5}$$

其中，*move_effect* 是流动效应，*Hscondi* 表示当地医疗设施情况，*dev_expd* 是次均住院费用偏离度，等于该级别次均住院费用与其他级别次均住院费用平方和根来衡量，表示次均住院费用的偏离程度。

费用膨胀效应来源于过度医疗和较高的医疗服务费用。一般认为，政府医疗卫生投入、支付方式、监管力度以及地方经济发展水平会影响医疗服务（Reinhardt，U. E，1989；江里程等，2003）。因此提出第三个假设。离差越大，费用膨胀效应越大。

H3：收入水平越高、监管人数越少，费用膨胀效应越大。建立模型如下：

$$\Delta price\_effct = \alpha + \beta_1 \Delta income + \beta_2 \Delta supervison + \beta_3 \Delta dev\_expd + \beta_4 \Delta expditure + \varepsilon \tag{5.6}$$

其中，*price_effect* 是费用膨胀效应，*supervison* 是监管人数。

本部分以江西省新农合医疗费用增长为考察对象，探讨规模效应、流动效应和费用膨胀效应变动的影响因素和一般性规律。新农合费用增长结构分解效应数据来源于表5-6，监管人数用每十万农民经办机构人员数衡量，次均住院费用分别用乡级、县级以及平均次均住院费用表示，当地医疗设施情况用GDP水平代替。居民真实人均纯收入、次均住院费用用乡级、县级次均住院费用表示，监管人数数据来自《江西省新型农村合作医疗信息统计手册》

(2008～2010)。

5.2.3.2 实证结果

为了消除个体差异对于新农合费用增长各效应的影响，首先对数据进行一阶差分处理①。实证分析采取正向和逆向逐步回归方法，稳健回归结果如表5－7所示。

表5－7 主要实证稳健回归结果

变量	规模效应		流动效应	费用膨胀效应
	(1)	(2)	(3)	(4)
收入水平	－0.878	－1.04 ***		
收入水平二次项	0.0007 **	0.0007 ***		
次均住院费用均值	－3.3 ***	－3.40 ***		
县级次均住院费用		－3.79 ***	2.961 ***	1.26 ***
乡级次均住院费用		4.42 ***	－2.81 ***	1.38 ***
县级住院费用偏离度	－0.21 ***	－5.91 ***	2.20 ***	
乡级住院费用偏离度		5.82 ***	－2.23 ***	1.08 **
_cons	1546.5 ***	1434.9 ***	－256.8	－114.88
F	12.56 (0.000)	9.86	9.07 (0.000)	19.62 (0.000)
Obs	83	83	83	83
Adj R^2	0.42	0.49	0.48	0.41

注：*、**、*** 分别代表在10%、5%和1%的水平下显著。

表5－7的第1列和第2列给出了假设1规模效应的检验结果。在第1列的回归中，解释变量包括收入水平及其二次项、次均住院费用均值以及县级次均住院费用偏离度。结果显示，规模效应的大小与收入水平之间呈现二次曲线

① 由于只有3年原始数据，因此计算出来的增长效应只有2009年和2010年两年的数据。加上为了消除个体差异对于新农合费用增长各效应的影响对实证变量进行一阶差分处理，所以实际上进入模型的数据只有一年。虽然考虑到新农合政策因素对费用增长变动的影响，但模型中没有加入基于时间的政策虚拟变量。并且新农合目前政策是省级统一，对于江西省各县来说政策是一样的，所以也无法加入政策差异变量。鉴于以上原因，对于政策影响的考察，可能需要进一步的数据搜集。

关系，开口向上，对称轴在第一象限。这就意味着规模效应随着收入水平的提高先下降，到某一特定水平后，又随着收入水平提高而提高。同时，规模效应与次均住院费用均值显著负相关。这与前面理论分析一致，说明次均住院费用提高会降低患者的就诊次数。令人感到意外的是，县级次均费用偏离度系数为负，且在1%水平下显著。这意味着，县级次均住院费用与其他级别次均住院费用相差越大，住院次数将越少。在第2列的回归中，增加县级、乡级次均住院费用以及乡级偏离度变量，各变量均显著。回归（1）中的收入及其二次项、县级偏离度未发生大幅度波动，表现出较好的稳健性。规模效应的大小与县级次均住院费用负相关、而与乡级次均住院费用正相关。这说明次均住院费用均值、县级次均费用越高，就诊次数就越低；而乡级次均住院费用越高，住院次数越多，暗示着当前乡级医疗机构的服务水平低是影响住院次数的主要因素。县级偏离度系数为负，乡级偏离度为正。结合新农合住院基本在县级、乡级发生的事实就很容易理解。县级次均住院费用与其他级别（主要是乡级）偏离越大，患者基本留在乡级住院，县级住院次数越少，乡级次均费用与其他级别（主要是县级）偏离越大，说明乡级费用越低，住院次数就越多。

表5－7的第3列给出了假设2流动效应的检验结果。结果显示，收入水平与流动效应的关系并不显著。县级次均住院费用均值系数为正，说明县级次均住院费用越高，流动越频繁。乡级次均住院费用大小和偏离度系数均为负，说明乡级住院费用越高，医疗服务质量越好，流动越不容易发生；乡级次均住院费用相对其他级别越低，流动越不容易发生。县级偏离度系数为正，说明县级次均住院费用相对于其他级别越高，越容易产生流动。这种流动有可能是向乡级的，也有可能流向市级、省级和省外医疗机构。

表5－7的第4列给出了假设3费用膨胀效应的检验结果。收入水平二次项与费用膨胀效应负相关，意味着费用膨胀效应随着收入水平提高先提高，后下降。不论是县级，还是乡级次均住院费用系数均为正，说明住院费用的增长中有一部分是因为费用膨胀效应造成的。乡级偏离度系数为正，意味着县级、乡级次均住院费用差距越大，不合理医疗费用增长就越高。

实证结果表明，新农合费用增长的规模效应与收入水平、县级次均住院费用大小及偏离度以及乡级次均住院费用及偏离度相关。控制次均医疗费用的不合理上涨关系到参合农民医疗需求的有效释放。而这种医疗费用的控制应重点体现在县级医疗机构上。对于乡级医疗机构而言，提升服务水平和医疗质量显得更为重要。乡级医疗机构与农村居民接触最方便、最密切，一方面乡级医疗服务的提升能更有效地释放了农民居民长期受到抑制的医疗需求，改善健康状况和提高健康意识，另一方面患者流动率的下降，能缓解中心医院的医疗压力，对新农合费用增长也将起到很好的控制作用。

新农合医疗费用快速增长势头引起了学界的广泛关注。部分学者甚至认为，如果费用增长不能得到有效遏制，新农合制度将难以为继。事实上，新农合费用增长问题应该放在我国农村地区特殊的医疗环境之下考虑。

长期以来，农民，尤其是欠发达地区农民的医疗需求受到收入水平、健康意识以及医疗卫生条件的制约，未能得到有效的释放。新型农村合作医疗制度的实施为农民医疗需求提供了制度保障，显著地提高了农民的健康状况，增强了农民的健康意识，农村地区“因病致贫”、“因病返贫”问题有所缓解。

在这种背景下，新农合医疗费用的快速上涨是情理之中，我们不必谈之色变，视其为洪水猛兽。2009 年江西省新农合费用增长就反映出医疗需求的释放因素。但是另一方面我们也要看到，现阶段我国新农合医疗费用的快速上涨也存在不合理的方面，例如过度医疗现象、不理性流动问题等。2010 年江西省住院费用大幅上涨则体现出这些因素的作用。因此，在新农合费用控制问题我们应该保持谨慎区别的态度，既要保证农民医疗需求得到合理的释放，又应有效地控制医疗费用不合理的增长。

结合上面实证分析的结论，我们认为，新农合医疗费用增长的控制思路应该体现差异化。即：

第一，医疗费用的控制应重点体现在县级医疗机构上。通过医疗费用支付方式由后付制向预付制、混合制转变，监管手段由依附式被动手工审核向独立化主动信息预警系统过渡，医疗机构管理模式由现行的行政式管理向重差异重竞争的市场化管理方式演变，改变目前被动的、难以奏效的医疗费用控制机制，以医疗服务提供方的内部约束激励为主、监管机构定期核查为辅，实现新农合医疗费用的有效控制。

第二，对于乡级医疗机构而言，提升服务水平和医疗质量显得更为重要。欠发达地区乡镇卫生院普遍存在医技人员水平低、人才匮乏、药品短缺和医疗设备陈旧、卫生条件差等问题，难以满足农民的医疗质量的要求。现阶段，应该通过建立培训机制、完善鼓励政策，加强人才培养和引进；加大财政投入，改善医疗设施和技术设备；完善卫生服务质量监督评价体系三方面着力，促使乡镇卫生院医疗服务质量的改进。

5.3　新农合费用控制机制的实证分析：基于面板数据

理论上，新农合费用控制机制存在诸多不足，实证数据是否支持理论分析的结论呢？本部分利用省级面板和县级面板数据分别从供给方诱导需求和监管机制对新农合费用控制机构进行实证分析。

5.3.1　医疗供给方诱导需求：基于省级面板的罗默法则验证

罗默法则通过验证每千人病床数和每千人住院天数之间的正向相关关系，认为“只要有病床，就有人来用病床”（沙因和罗默，1959），实质上指出医疗供给方存在诱导需求倾向。本书实证部分遵循罗默分析框架，考察医疗设施和医护人员数量对于医疗费用、住院天数的影响，以此对我国新农合医疗机构诱导需求现状进行初步判断。

考虑到收入水平的提高和地区经济发展水平都将激发医疗需求，因此，建立以下实证分析模型：

$$medexpd_{it}(Day) = \alpha_i + \beta_1 bed_{it} + \beta_2 doct_{it} + \beta_3 rincome_{it} + \beta_4 rgdp_{it} + \varepsilon_{it} \quad (5.7)$$

其中，*medexpd* 为人均住院费用，*Day* 为每千农村居民住院天数，*doct* 为每千农村居民医疗服务人员数量，*bed* 为每千农村居民床位数量，*rgdp* 为人均真实 GDP，*rincome* 为农村居民真实人均纯收入，α_i 为与行业相关、时间无关的未观测个体效应。

本部分面板数据来自于《中国卫生统计年鉴》和《中国统计年鉴》，包括2003～2009年31个省市区的数据，统计口径为乡镇卫生院。

近年来，农村居民的医疗需求得到释放，乡镇卫生院人均住院费用和每千农村居民住院天数均呈现逐年增长趋势。如图5－2所示，人均住院费用从2003年的110元增长到2009年的256元，每千农村居民住院天数从2005年的78天增长到2009的181天。

表5－8报告了主要变量的统计特征和变量间的相关系数矩阵。由表可见，人均住院费用、每千人住院天数与每千人医护人员数量、每千人床位数、人均纯收入以及人均GDP均显著正相关。

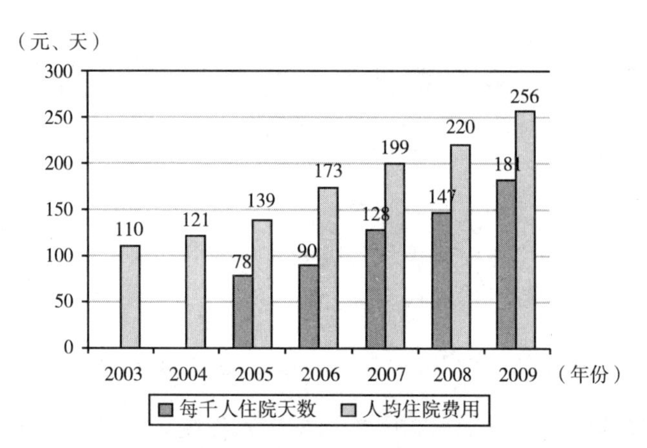

图5－2　2003～2009年我国每千农村居民住院天数、人均住院费用变动情况

表5－8　罗默法则实证模型主要变量的统计特性和相关系数

变　　量	均值	标准差	最小值	最大值	相关系数矩阵					
					人均住院费用	每千人住院日	每千人医护数	每千人床位数	人均纯收入	人均GDP
人均住院费用（元）	174.1	105.2	21.3	709.4	1					
每千人住院天数（天）	124.7	63.8	26.8	319.1	0.35 ***	1				
每千农民医护人数（人）	1.21	0.39	0.57	2.72	0.52 ***	0.28 ***	1.00			
每千农民床位数（张）	0.84	0.23	0.42	1.55	0.31 ***	0.46 ***	0.61 ***	1.00		
人均纯收入（元）	3512	1506	1564	9863	0.79 ***	0.28 ***	0.65 ***	0.4 ***	1.00	
人均GDP（元）	16305	10049	3601	58145	0.82 ***	0.37 ***	0.65 ***	0.48 ***	0.96 ***	1

注：人均住院费用是指住院人员产生住院费用的均值，每千人住院天数是指每一千位住院人员的住院时间总和，每千农民医护数、每千农民床位数、人均纯收入统计对象均是农村居民。*、**、*** 分别代表在10%、5%和1%的水平下显著。

进一步的散点图分析也显示人均住院费用与床位数、人均纯收入之间正向线性相关趋势明显（见图5－3），每千人住院天数与这些变量的散点图也初步显示正相关关系（见图5－4）。

在面板数据条件下，参数估计可以通过随机效应和固定效应等方法进行。通常情况下，地区固定效应与其他解释变量是相关的，因而随机效应估计相比较固定效应估计更可能有偏。对于本书方程数据的豪斯曼检验也支持

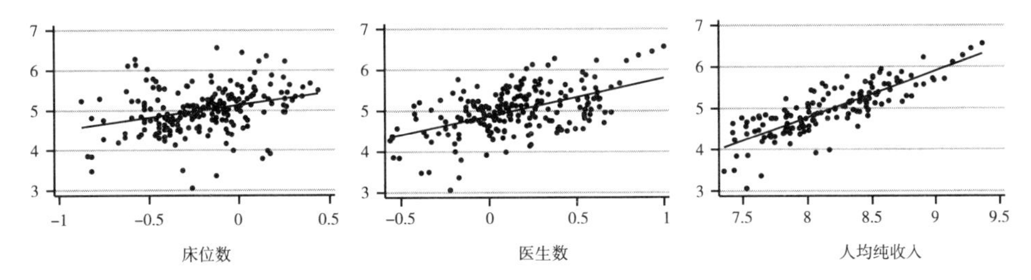

图5-3　人均住院费用与床位数、医生数、人均纯收入散点图

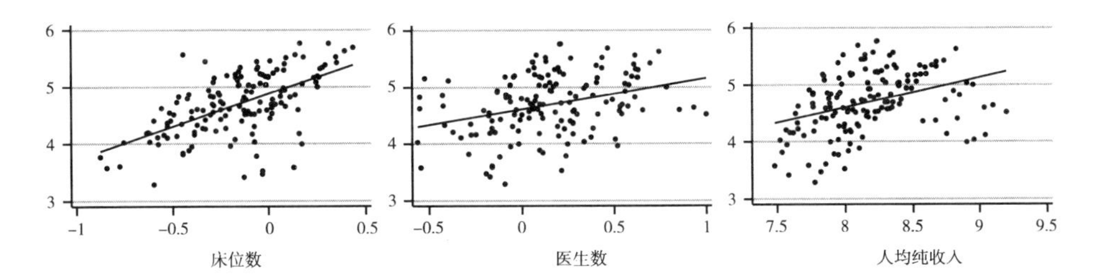

图5-4　每千农村居民住院天数与床位数、医生数、人均纯收入散点图

上述观点。在此应用差分固定效应变换来消除方程中未可观测的地区固定效应。即：

$$\Delta medexpd_{it}(Day) = \beta_1 \Delta bed_{it} + \beta_2 \Delta doct_{it} + \beta_3 \Delta rincome_{it} + \beta_4 \Delta rgdp_{it} + \varepsilon_{it} \quad (5.8)$$

采用拉格朗日乘数检验和豪斯曼检验判断采用固定效应模型。通过固定效应模型（FEM），将残差与解释变量进行再次回归，并未发现存在明显的相关关系，因此初步判断不存在内生变量。利用伍德里奇检验对残差进行自相关检验，发现不存在一阶自相关，估计结果如表5-9所示。

表5-9　固定效应估计结果

	每千人住院天数		人均住院费用	
	(1)	(2)	(3)	(4)
每千人床位数	1.33 (0.187)**	1.27 (0.231)***	0.17 (0.078)**	0.18 (0.097)**
每千人医护人数	-1.05 (0.312)***	-1.1 (0.402)***	-0.54 (0.115)***	-0.54 (0.153)***
人均纯收入	1.76 (0.206)***	1.44 (0.688)**	1.74 (0.06)***	1.60 (0.239)***

续表

	每千人住院天数		人均住院费用	
	（1）	（2）	（3）	（4）
人均 GDP		0.29（0.465）		0.08（0.148）
Con.	-9.34（1.688）**	-9.58（2.152）***	-8.96（0.519）***	-8.65（0.750）***
Obs.	150	120	210	150
R^2	0.3074	0.3079	0.6010	0.6090

注：***、**、*分别表示1%、5%、10%水平下显著，括号内为标准差。

在这部分分析中，我们首先估计医护人员数、床位数对住院天数、住院费用的影响，估计结果在第（1）和第（3）列，然后引入人均 GDP 变量考察上述估计的稳健性。在每千人住院天数模型中，每千人床位数的系数显著为正，表明“只要有病床，就有人来用病床”的现象也存在乡镇卫生院；人均纯收入的系数也显著为正，说明随着收入水平的提高农民的自我保健意识得到加强，长久受到压抑的医疗需求得以释放；每千人医护人员数的系数显著为负，这意味着医护人员数量增多会降低诱导医疗需求动机，减少住院天数；同样，在人均住院费用模型中，每千人床位数、人均纯收入的系数均显著为正，每千人医护人员数的系数显著为负，说明床位数量的增加导致医疗费用的显著提高。在引入人均 GDP 变量之后，各变量的系数大小和显著程度均未出现明显的变化，估计结果较为稳健。

总体来看，实证分析在一定程度上验证了医疗供给方诱导需求导致患者住院天数和医疗费用的提高。

5.3.2 新农合监管对于费用控制的效果分析：基于江西省县级面板数据

政府医疗卫生投入偏低以及按项目支付方式为医疗供给方诱导需求提供了滋生的沃土。但是，如果监管措施有力到位，则依然能够抑制新农合医疗费用的快速增长。国内新农合制度运行效果较好的黔江地区就得益于完善的监管和实施机制。本部分以江西省为例，讨论新农合监管机制在费用控制中的作用。

建立以下实证分析模型：

$$medexpd_{it} = \alpha_i + \beta_1 supervison_{it} + \beta_2 rgdp_{it} + \beta_3 rincome_{it} + \varepsilon_{it} \quad (5.9)$$

其中，*medexpd* 为次均住院费用，*supervison* 为监管人数，用每十万农民经办机构人员数衡量，*rgdp* 为人均真实 GDP，*rincome* 为农村居民真实人均纯收入，α_i 为与行业相关、时间无关的未观测个体效应。数据来自于《江西省新型农村合作医疗信息统计手册》（2008～2010），包括江西省 92 个县 2008～2010 年共 276 个样本。

表 5－10 是主要变量的统计特性和相关系数。次均住院费用和地方 GDP 水平显著相关，而与监管人数相关系数为负，与农民人均纯收入相关系数为正，但均不显著。监管人数与 GDP 显著负相关，与人均纯收入显著正相关。

表 5－10　　　监管效果实证模型主要变量的统计特性和相关系数

变　量	均值	标准差	最小值	最大值	相关系数矩阵			
					次均住院费用	十万农民监管人数	GDP	人均收入
次均住院费用	7.919	0.163	7.406	8.288	1.00			
十万农民监管人数	1.062	0.455	0.086	2.693	－0.0120	1.00		
GDP	12.79	0.672	9.708	14.54	0.267***	－0.197***	1.00	
农民人均纯收入	8.260	0.335	7.21	8.825	0.072	0.306***	0.377***	1.00

注：所有变量均为对数形式。***、**、* 分别表示 1%，5%，10% 水平下显著。

通过对散点图的分析发现，每十万人经办机构人数与农业人口的散点图呈现明显的“L”形曲线（见图 5－5（a）），而在经办机构人数与农业人口的散点图中，可以发现农村人口规模在 20 万内的散点分布和其他区间存在明显差异（见图 5－5（b））。

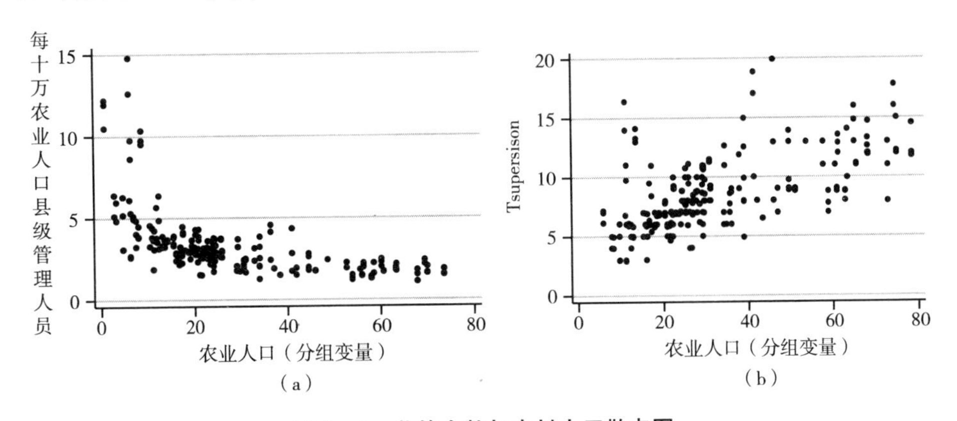

图 5－5　监管人数与农村人口散点图

对分组后变量的描述性统计分析证实了这种差异，如表5－11所示。由此，我们将样本以农村人口规模等于20万人为界分为两组，分别进行回归。

表5－11　　按农村人口规模分组后变量统计特性

		样本数	均值	标准差	最小值	最大值
农业人口≤20万	十万农村居民经办机构人数	66	1.530	0.441	0.625	2.693
	次均住院费用	66	7.932	0.157	7.60	8.285
农业人口>20万	十万农村居民经办机构人数	189	0.899	0.330	0.086	1.517
	次均住院费用	189	7.914	0.165	7.406	8.288

注：所有变量均为对数形式。

采用拉格朗日乘数检验和豪斯曼检验判断采用固定效应模型。通过固定效应模型，将残差与解释变量进行再次回归，并未发现存在明显的相关关系，因此初步判断不存在内生变量。利用伍德里奇检验对残差进行自相关检验，发现不存在自相关，检验结果如表5－12所示。

表5－12　　监管人数与次均住院费用：县级面板数据估计结果

解释变量：（次均住院费用）	整体			农业人口>20万		农业人口≤20万
	(1)	(2)	(3)	(4)	(5)	(6)
监管人数	0.075 (0.049)	−0.852 (0.742)	−0.551 (0.542)	0.122* (0.071)	−2.04** (0.832)	0.032 (0.058)
GDP	0.056*** (0.018)	0.057*** (0.018)	−0.012 (0.061)	0.077*** (0.025)	−0.129 (0.083)	0.028 (0.025)
农民人均收入	0.188*** (0.048)	0.086 (0.094)	0.212*** (0.052)	0.123*** (0.056)	0.187 (0.060)	0.524*** (0.114)
监管人数和GDP交互项			0.048 (0.041)		0.168*** (0.064)	
监管人数和人均收入交互项		0.110 (0.088)				
cons	5.56*** (0.388)	6.39*** (0.770)	6.25*** (0.709)	5.78*** (0.432)	7.93*** (0.925)	3.15*** (0.947)

续表

解释变量：（次均住院费用）	整　体			农业人口>20万		农业人口≤20万
	(1)	(2)	(3)	(4)	(5)	(6)
F	14.03 (0.000)	10.95 (0.000)	10.88 (0.000)	9.92 (0.000)	9.51 (0.000)	8.84 (0.000)
R_sq	0.02	0.02	0.01	0.03	0.02	0.02

注：***、**、*分别表示1%、5%、10%水平下显著。

在表5-12的第一列回归中，解释变量包括次均住院费用、GDP、农民人均纯收入，估计结果显示，GDP、农民人均纯收入与次均住院费用系数显著为正，说明地区经济越发达、农民收入越高，对医疗需求也越高。监管人数系数为正，且不显著。第二列回归中引入监管人数和农民人均纯收入交互变量，以反映监管人数和农民人均纯收入之间的互相影响。如果交叉项的系数符号为正，则表明在监管人数一定的条件下，农民人均纯收入越高越容易导致较高的次均住院费用。回归（2）的估计结果表明，交叉项的系数为正，但不显著，表明没有明显证据说明监管人数对次均住院费用的效应大小与农民人均纯收入有关。值得注意的是，监管人数的系数在20%的水平下显著为负。回归（3）引入了监管人数与GDP交互变量，但也为不显著，监管人数的系数在25%的水平下显著为负。

在农村人口大于20万人的分组中，监管人数与次均住院费用显著负相关，监管人数与GDP交互变量系数为正，说明在监管人数一定的条件下，GDP越高越容易导致较高的次均住院费用。在农村人口小于等于20万的分组中，除了农民人均纯收入与次均住院费用显著正相关外，其余变量都没有通过显著性水平检验。

检验表明，监管人数和次均住院费用之间的相关性并不明显。分组统计显示，新农合经办机构人员规模与农民人口规模之间没有明显关系，这也从侧面说明新农合经办机构并没有将管理重心放在对制度的监管上。

5.4 新农合费用控制机制应考虑的因素

以上分析说明新农合医疗费用快速增长是由医疗供给方诱导需求造成的，但其深层次的原因在于费用控制机制存在重心错位、支付方式失效、监管主体虚位等先天不足，新农合费用控制模式改进需涉及支付方式、政府投入以及相关部门监管等多个方面，是一项系统工程，应理顺思路，循序渐进。

从当前实际情况分析，在构造新的医疗费用控制模式时，必须注意以下几点。

第一，定点医院和医生位于医药利益链的最前端，是医疗供给方诱导需求的执行主体，他们对患者的情况最清楚，是诱导需求开大处方还是适当医疗都取决于他们的态度。因此，新农合医疗费用控制模式应该以医疗提供方为中心，围绕医疗供给方诱导需求的影响因素展开控制。

第二，医疗机构在新农合制度中处于医疗信息垄断地位，并且可以通过药价、材料费用、诊断费用、床位费用、服务费用以及住院天数等多种手段影响医疗费用，直接对其医疗行为进行监管往往难度很大，并且现阶段新农合经办机构无论财力物力，还是人员配置都达不到有效监管的要求。因此，对于医疗机构的监管应该转换思路，促使医疗机构形成自我监管的动力，主动降低医疗过程中不合理的费用。要实现这一模式也并非不可能。医疗供给方诱导需求的内在原因是医疗服务提供方目标函数和参保农民的目标函数不一致。在按项目支付方式制度下，医疗机构追求自身利益最大化的手段是诱导过度医疗以增加收入，而这恰恰损害了参保农民的利益。事实上，医疗费用支付方式的不同选择，例如变后付制为预付制，可以使两者目标函数趋于一致，即以节约医疗费用支出来实现利益的最大化。国内外已有研究对于预付制能有效遏制医疗费用快速增长的观点也已基本形成共识。

第三，外部约束乏力是当前新农合医疗费用快速增长的主要原因之一。我们发现，国内较为成功的黔江模式，其显著的费用控制效果就来自于监管制度。仔细观察黔江新农合发展过程就不难看到，每一次新农合政策改革或调整，都会出台相应的、严格的监管和实施制度，例如按月度的住院病例抽查制、出院病人回访制度、住院病人随访制度等，这些制度构成了一套行之有效的费用监管制度。当然，也要看到，现阶段新农合监管乏力有体制方面的原因，也有诸如监管部门人员素质、财力物力等方面的硬约束，改善外部约束薄弱现状也非一朝一夕能完成的，需循序渐进。

因此，新农合医疗费用控制模式的基本格局，应该把对医疗服务提供方的约束和激励置于中心地位，以医疗费用支付方式改革为基点，以医疗机构对医疗费用内部控制，经办机构强化监管能力建设相统一为特征的综合控制体系。

5.5　完善欠发达地区新农合费用控制机制的建议

新农合医疗费用快速增长的根源不在于医疗供给方诱导需求，而是其费用控制机制存在着重心错位、支付方式失效、监管主体虚位等先天不足。没有制度制衡，要想在信息和权力不对等博弈中实现对弱势的参合农民的权益保护无疑是痴人说梦。在重塑新农合费用管理机制的过程中，我们应从机制理念、费用支付方式、监管手段和医疗机构管理模式等多个方面，依循费用控制内部化、管理机构独立化，管理方式市场化的思路展开。

5.5.1　费用控制中心由新农合经办机构向医疗服务提供方转移

在现阶段新农合费用控制机制中，经办机构毫无疑问处于中心位置，它需要履行较多的职责和功能，包括参保农民费用收取、补偿比确定、补偿审核；对定点医疗机构行为监管、费用审核与控制等。然而，从执行情况来看，经办机构是否有能力和条件担负如此重要的职责很值得忧虑。名义上，经办机构代表参保农民的利益，实质上却隶属于卫生系统，机构不独立，没有处罚权是它的硬伤；人员素质不高、缺少信息化管理手段是它的软肋；加之医疗供给方的信息垄断地位，在这种情况下，要实现经办机构对医疗机构医疗费用的有效监管几乎是不可能完成的。

因此，重塑新农合医疗费用控制机制需要调整思路，将控制中心由经办机构向医疗服务提供方转移，以医疗费用支付方式的改革实现医疗机构从被动的接受经办机构的费用监管到主动进行内部控制，在实现自身利益最大化的同时实现参保农民的利益，达到两者共赢。经办机构工作重心则从复杂的微观医疗行为监管、费用控制转向制度建设、费用总额控制等宏观层面。

5.5.2　医疗费用支付方式由后付制向预付制、混合制转变

在新农合制度中，占据信息优势的医疗机构与拥有权力优势的管理机构之间的委托代理博弈是核心，而联系两者之间的枢纽就是医疗费用的支付。实际上，不同的支付方式能显著地影响医疗机构和参保农民双方的利益，能控制新农合制度中有限资源的流向和流量大小，是制度中利益分配的指挥棒。因此，选择何种方式的医疗费用支付方式将直接影响到新农合制度目标的实现和长远的发展。

目前，我国新农合普遍实行按项目付费，属于后付制，虽然简便易行，但其为医疗提供方诱导需求提供方便，侧重医疗机构利益的实现，容易损害参合农民的利益。预付制的基本思路是按照某种标准预先向医疗服务提供方支付固定数量的费用，由医疗提供方自行控制医疗过程和医疗费用支出，结余归己，超出不补。目前比较常见的预付制包括按人头付费、按床日付费、按病种定额付费以及总额预付制等。

不难发现，预付制能改变医疗机构获取经济利益的模式，在激励医疗机构主动控制医疗费用方面有着明显的作用，缺点在于有可能造成医疗提供方积极性下降，出现减少必要医疗服务、降低服务质量、推诿病人以及限制新技术使用等问题，同时需要制定科学的费用控制标准和质量控制标准，对管理机构要求较高。国内外实践经验说明，预付制能一定程度上控制医疗费用的快速增长，但无论是何种预付制都无法独立地实现有效的费用控制。因此，在支付方式的选择上，我们可以依据常见病、多发病和重病、疑难病将后付制和预付制结合起来实现混合支付方式，各取所长，实现医疗机构和参合农民的利益共赢。

在具体的支付方式选择上，可以做以下安排：

第一，常见病和多发病选择按病种定额与总额预付制结合的支付方式。一般情况下，常见病、多发病诊断的相对明确，医疗费用变动浮动有限，这种情况下应尽量实行预付制。而在预付制的多种形式中，按病种定额付费，更符合医药行业临床规律，不需要服务人群相对固定，医疗机构操作性更强；总额预付制度能保证基金的安全，因此，两者结合既能尽量实现参保农民的利益又能保证基金运行安全。在实践方面，美国按疾病分类预付制（DRGs-PPS）费用控制效果明显，国内重庆黔江的单病种限额付费为主的混合支付方式以及陕西镇安的单病种定额付费为主的混合支付方式都取得了成功。

第二，重病大病、疑难病选择按服务项目付费和总额预付制相结合的支付方式。由于重病大病、疑难病不确定因素较多，使用预付制存在费用标准难以测算等问题，且预付制会降低医疗机构积极性，阻碍其对高端技术的探索。因此，对这部分重病大病、疑难病宜采用按项目付费支付方式，并结合总额预付制保证基金安全运行。

5.5.3 医疗费用监管手段由依附式被动手工审核向独立化主动信息预警系统过渡

有研究指出，即使实现预付制，也仍应与其他相应的监管措施一起实施，才能达到较好的费用控制效果（姚岚，2007）。目前，多数新农合经办机构依附于卫生系统，监管手段停留在传统的对参合农民医疗费用凭证进行手工审核的阶段，不仅需要大量人力物力，加上没有实质处理权，难以达到监管的目的。重塑新农合医疗费用监管体系，需要从以下几个方面进行。

（1）经办机构独立性。逐步实现新农合经办机构和医疗卫生系统的分离，由卫生系统主管改为市、县政府直管，经费由当地财政直接拨款，在人员安排上，落实专职工作人员，并采取异地任职、定期轮岗制度。同时，赋予经办机构对医疗机构违规行为的处罚权。

（2）信息化系统建立。从我们调研情况来看，多数管理者都认为新农合信息系统建设严重滞后，给医疗费用审核工作带来了极大的困难。新农合信息系统应包括医院信息预警系统和经办机构信息预警系统两个部分。医院信息预警系统主要实现对目录药品比重，药品费用、检查费用及劳务费用在总费用中的比例，单病种总费用是否超过定额或限额标准，住院次数的预警；经办机构信息预警系统主要实现定点医院预警项目提示，定点医院医疗费用总额预警、参保农民异常医疗预警、基金总额预警等。

（3）医疗服务质量监管。在实现预付制为主的支付方式之后，对于医疗服务提供方的监管应转向对医疗质量的监管。定点医院基于成本最小化的考虑，有可能减少必要的医疗服务项目、推诿病人、降低医疗服务质量等。经办机构应制定相应的监管制度，例如住院病例抽查制度、出院病人回访制度、住院病人随访制度等，开通参保农民医疗服务投诉热线，并采取严格的处罚手段，以实现对医疗质量的监控。

5.5.4 医疗机构管理模式由现行的行政式管理向重差异重竞争的市场化管理方式演变

当前，新农合对于医疗机构的管理模式僵化，体现在几个方面：一是定点医院的选取通常以行政命令的方式实现，准入政策缺少竞争；二是参保农民补偿比分级固定，市级、县级和乡级由低到高，同一级的定点医院补偿比相同，这就相当于赋予了定点医院的垄断经营地位，损害参保农民的利益。在重塑新农合管理模式的过程中，尤其应注重差异化管理，通过准入退出机制、差异化补偿比制度实现同级定点医院间，市、县、乡不同级医疗机构间的合理竞争格局，提高参保农民的福利水平。具体来看：

（1）完善准入退出机制。降低准入门槛，鼓励民营医疗机构参与新农合，形成公立民营的竞争格局，以公立医院牵制民营医院过分抬高费用的倾向，同时通过民营医院较高的服务效率和质量促进公立医院的效率和质量的改善；建立退出机制，对违规行为多、参保农民反映较差的医院实行处罚，并强制其退出新农合制度。

（2）差异化补偿比设计。不仅在市、县、乡实行不同的补偿比，在同级定点医院中也实行差异化的补偿比，形成同级医院的竞争态势，以充分的竞争实现参保农合利益的保护。

第6章　欠发达地区新农合基金运行问题与对策

目前，新农合基金的筹资机制、运行和监管手段都已逐渐完善，但在基金运行过程中也出现了新的问题。本章从新农合基金的筹资机制、基金的使用、基金监管及运行过程中潜在的风险等方面分析了现阶段我国新型农村合作医疗基金运行中存在的问题及原因，并结合实际情况，提出了相应解决对策。只有不断总结新农合基金运行中的经验、教训，才能保证国家这项惠农工程真正落到实处。

6.1　新农合基金运行中存在的主要问题及原因分析

新农合在中国从建立试点到全面开展已有13年，随着新农合试点不断增加，农民群众参合率逐年提高，覆盖面也不断扩大，初步缓解了农民"看病难，看病贵"的问题。新农合运行过程中，最为重要和复杂的一个环节就是基金运行的管理，要确保新农合的持续健康发展，就必须重视基金运行管理。目前新农合基金从筹资机制、资金使用管理和监管手段上都已日趋完善，但也存在一些问题。只有分析问题，解决问题，不断完善新农合基金运行的机制，才能让百姓的"救命钱"安全高效地落到实处。

当前，欠发达地区新农合基金运行存在的主要问题有以下几点。

6.1.1　缺乏科学合理的筹资机制，筹资渠道单一化

目前，我国新农合筹资机制主要是：国家财政、集体和农民个体按照一定比例投入，遵循"个人是筹资主体，集体出资为辅，中央财政支持"的原则，如图6－1所示。

从图6－1中可以看出，新农合基金的筹资主体是农民，集体扶持和国家财政支持只占一小部分。新农合基金的筹集机制是以资金为物质保障基础，满

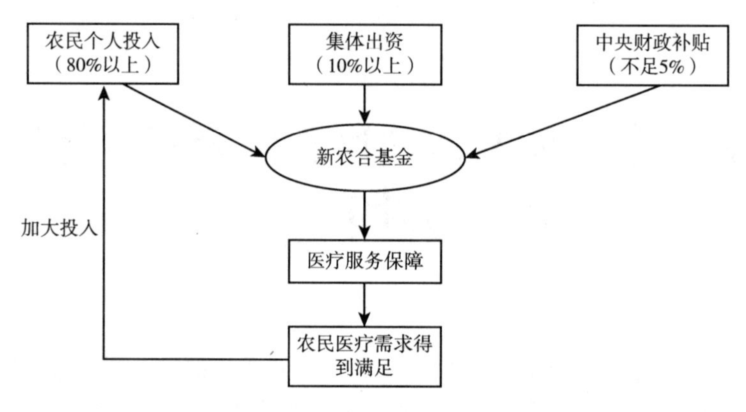

图 6－1　新农合基金筹资机制

足农民的医疗需求，减轻农民就医负担，农民获益后就会加大投入，这应该是一个良性循环。

可是从目前来看，新农合基金的筹资机制却存在着：农民参保、缴费积极性不高，中央财政支持的力度不够，筹资渠道单一化等一系列问题。

6.1.1.1　农民参保意愿不强，收入偏低，筹资较为困难

在我国一些欠发达地区，经济落后，信息闭塞，农民对于新农合缺乏全面认识甚至存在抵触情绪，认为这只是国家另一种变相征收农业税的方式，因此农民参合的积极性不高，筹资也较为困难。不仅如此，农民主动缴费的意识也不强，在部分地区，管理人员仍需逐户收取费用，这就更大地增加了新农合资金的筹集难度和筹集成本。

另外，由于筹资标准每年都呈增长趋势，这也给参合农民带来较大的缴费压力。在我国部分中西部偏远地区，经济水平还相当落后，例如，江西省被列为国家级贫困县的寻乌县、安远县、会昌县、石城县等，这些贫困县中仍有许多农村五低保户、困难户。

据调查，在这些县中人均年收入低于 3000 元的村户仍有 30% 的比例。虽然国家对于扶贫、建设也采取了一些措施，但由于地理环境因素、农村人口多、建设缓慢、人才缺乏各方面原因，贫困县的经济发展还较为缓慢。在这些贫困县的农民有些还被纳入低保户，新农合一年不高的参保费用对于他们来说也难以缴纳。

同时，农村外出务工农民的存在也加大了筹资难度。我国中西部经济相对

落后的省份，如河南、四川、江西等，都是劳动力输出大省，大量农村的剩余劳动力都外出打工，留守的都是老年人和儿童，有的甚至举家外出务工。对于这部分群体，由于难以联系到其家庭成员，要在规定的参合时间内收缴齐资金就更为困难。

6.1.1.2 中央财政对于新农合支持力度仍然较小

从图6-1中可以看出政府在新农合基金的筹资中不足5%。截止到2012年，我国卫生费用的支出占GDP的比重为5.13%，虽然较之前几年略有提高，但提高幅度不大。

表6-1是2006~2008年国家、个人、社会医疗支出的比例。从表中可以看出，政府与社会和个人相比，其在医疗健康中支出的比例偏低，政府远远没有承担起它应该承担的责任。

表6-1 国家、个人在社会医疗中支出的比例

年份	国家医疗支出（亿元）	占GDP比重（%）	个人平均支出（元）	比例（%）		
				国家	个人	社会
2006	9843	4.67	749	18.1	49.3	32.6
2007	11290	4.53	854	20.3	45.2	34.5
2008	12218	4.43	916	25.4	42.4	32.2

资料来源：国家卫生部《2008中国医疗改革与发展》，2009年2月第17卷。

相关数据显示，我国卫生费用的支出占GDP的比重和发达国家相差甚远，发达国家平均为8.1%，即使和发展中国家平均的6.2%相比，我国也偏低。国家财政对于新农合的支持力度还较低，国家承担的责任不足直接影响了新农合基金的正常运行。另外，中央财政和地方财政的补助不能及时到位。新农合实行的是“以收定支”，中央财政每年的补助资金到位时间没有具体规定，一般在下半年，中央财政补助资金延迟到位是常见现象。同时全国各省市经济发展存在着较大的差异，中西部经济落后，沿海地区、珠三角、长三角经济发达，而经济发达程度也决定了当地政府财政对新农合基金的扶持力度。

中西部欠发达地区经济较为落后，拥有的农村贫困人口最多，也是新农合需求较大的地区，可是当地政府由于财政能力有限，对新农合的补助资金很难及时到位。

由于存在以上的一些问题，导致新农合筹资机制陷入一个不良循环，如图

6－2所示。基金的筹集如果只依赖农民个人、集体扶持和国家财政支持的渠道，不能拓展多元化的筹资模式，很难筹集到足够资金满足农民日益增长的医疗需求（张颢，2012）。

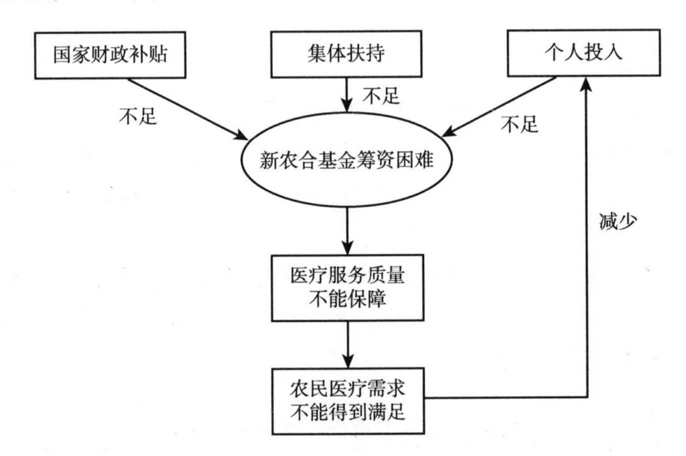

图6－2　新农合筹资机制不良循环

6.1.2　经办机构违反规定，改变新农合基金的使用范围

部分新农合经办机构及村医不按国家新农合的政策规定操作，随意改变新农合基金的使用范围。相关调查显示，为了能在年底使得基金的使用率达到要求的标准，部分新农合经办机构违规使用住院基金为参合农民做健康体检，有的医院为了虚报套取体检费还进行虚假体检，根本不管基金的使用范围及效果。

同时，有些参合农民使用家庭账户基金余额在村医处抵购滋补药品或其他物品，造成基金的使用去向违反政策规定。为了完成征收农民参合费的任务，部分村医还为参合农民套取家庭门诊基金用于抵缴参合费。

6.1.3　新农合基金监管不到位，存在套合，骗合现象

随着新农合的覆盖面不断扩大，国家财政补助和农民的参合率也逐年上升，新农合基金的规模和数量也在增加，这就给基金管理带来了更大的难度。套合、骗合现象屡现不止，不仅存在于个人行为中，还存在于医疗机构中。

6.1.3.1 跨省转诊成为参合农民骗取新农合补助的一个方式

有些参合农民伪造医院病历资料、诊断证明书、检查记录、用药清单、住院发票、出院小结等，骗取住院补偿款，甚至骗取金额较大（王健，2013）。2009年在重庆市秀山县发生过这样的骗合现象，有300多个假装患有癌症的外地务工者，通过伪造医院发票、病历等资料，向秀山县新农合办骗取了400多万元的医疗费用。有些村干部也协助参合农民骗取补助，他们出具一些假的意外伤害证明。部分外出务工者多头参保，有的外出务工者在老家农村参加了新农合，而在外地务工的城市又办理了城镇居民医保，通过这样的方式来套取新农合基金补偿，也造成了国家社保资金的大量浪费和流失（孙光禹，2011）。

6.1.3.2 新农合监督管理机构人员配备不足，影响基金运行的监管力度

由于管理机构人员配备不足，少量工作人员却要负责全县的参合农民、定点医疗机构和诊所。而且绝大部分经济落后的农村地区都未实现信息化管理，新农合管理机构的电脑和网络都未能配备齐全，都是依靠人工来完成大量数据的审核。这样就加大了监管的难度，也不能满足新农合发展的需要（聂丽、吴焕，2013）。

6.1.4 新农合基金运行中潜在的风险

新农合基金在运行过程中也有一些潜在风险。据调查发现，部分县（区）、乡镇基金经办人员未将收取的农民缴纳的参合费及时缴存入新农合基金收入户，而是长期存放在经办人员的个人存折中，部分职业道德和素质较差的工作人员就可能将基金挪作私人用途，这就给基金运行带来了极大风险（赵海虹，2014）。

同时，新农合经办机构并没有按规定严格控制基金的支出，这就造成了基金入不敷出，新农合基金就会存在透支现象。通常，新农合经办机构会将当年基金超支的数额推延到下年度列支，以此来掩盖基金透支的问题。还有一些新农合经办机构的出纳员在支付医疗补偿费用时，没有及时转账支付应该转账支付的款项，为了支付医疗补偿费用就通过大额提取现金来完成，同时也存在着将上级拨入的新农合基金转入个人存折，并通过存折提现来支付参合农民医疗补偿费等问题（金友清，2010）。

6.1.5 药价居高不下，以药养医、过度医疗情况普遍存在

近年来，随着新农合的不断发展，一些地方农村定点医疗机构“药价高、收费乱”的问题仍较突出。相关调查显示，新型农村合作医疗实行以来，一些定点医疗机构、乡镇卫生院等提高了相关收费价格。

很多医疗机构还是利用药品收入为医院总收入的主要来源（赵海虹，2014）。如一些普通的感冒药和消炎药进货价格并不高，而医院却要翻几倍甚至十倍的价格销给患者。例如，1 盒罗红霉素胶囊，定点医院的售价为每盒 6 元比普通药店每盒 2 元贵了 3 倍，再按照新农合报销比例报销后还多花了几角钱。一个患者需要做阑尾炎手术，如果自费大概是 1000 多元，走新农合医保的话是 2000 元，最后按照新农合的报销比例报销后，费用也是 1000 多元，由此可见，高药价并没有使新农合这项惠民工程真正落到实处。短病长治、小病大养也是常见现象。在很多定点医疗机构当患者进去看病，医生首先关心的不是病人的疾患，而是关心病人是否参加了新农合（金友清，2010）。

一些常见的小疾患，如果自己去药店购买些普通的 OTC 药品大概花费十几元钱就能治愈，而去医院诊治的话，医生常常给患者进行注射治疗，费用在百元以上，有的甚至因为一些小毛病就要求患者住院治疗。可见药价虚高、小病大养、短病长治、过度医疗动摇着新型农村合作医疗的基石。

6.2 完善新农合基金运行机制的相关对策

6.2.1 完善筹资机制，促使资金来源多元化

新农合制度要顺利推广和进行，稳定的资金来源是其根本保障。农民参保积极性不高，是对新农合的认识存在问题，应加强宣传力度，对于经济相对好的地方通过广播、电视等媒体宣传；对于经济落后地区可通过横幅、户外墙体标语、宣传册等方式进行宣传；对于不识字的农村老人也可举办专题讲座讲解新农合的意义、参合、就医、报销、转诊的流程等。通过加大宣传让农民更清楚地了解新农合是国家的一项惠农政策，是一种医疗保障制度，而不是变相的税收制度。

如果广大农民的参合积极性能够提高，在农民个体缴费这部分就能有保障，筹资时间和成本能缩短，筹资效率也能提高。筹资机制应尽量规范化和常态化，有固定的收缴时间和地点，不搞突然缴费或在缴费时间的前几个月就通

知参保者，让那些留守老人和儿童、外地务工者、经济困难的家庭有充裕的时间准备参保资金。

在新农合的三方筹资结构中，政府应加大财政支持力度，逐步成为新型农村合作医疗筹资的主体。在中国现行的经济体制中，提供国防、教育、卫生等方面的财政支持是政府最主要的职责，而新农合是我国社会保障的一个重要内容，中国50.3%的人口居住在农村，作为为7亿多农民提供医疗保障的制度，政府应当担负起主要出资责任。政府在新农合的出资比例应该为50%～60%，农民出资部分为20%～30%，而农村集体经济较弱，应逐步减少其出资比例。同时还应保证各级财政对新农合的出资能准时到账。作为一种医疗保险制度，还应该完善多元化资金来源渠道，发挥其他集体经济的多元化筹资的补充作用，提高其抗风险的能力（王晶，2008），鼓励国企、私企、个体经营者、慈善机构等捐赠，发行福利彩票等途径来补充新农合资金的不足（褚志亮，2011）。

6.2.2 严格规范医疗基金的使用范围

为了严格规范新农合基金的使用范围，应运用内查外调的方法加大审计力度。为防止虚假体检，可利用审计系统将参合农民体检费进行筛选汇总列成清单，重点抽查参合农民体检表。对检查过程中发现的一些可疑问题，可以对被体检的参合农民进行走访调查，并到定点医院跟踪审计农民体检费，了解体检情况是否属实（卢继泽，2011）。同时还要对《新农合医疗门诊费用记账表》进行不定时抽查，检查上面的参合农民的门诊的签字笔迹是否有疑点，还有些村医为了报领家庭账户基金也会模仿参合农民笔迹，如果发现有疑点就可以根据疑点调查参合农民。审计机关对于以上出现的问题，一经查出应严肃处理，责令新农合经办机构严格把好基金支出审核关，并合法合规地规范医疗基金的使用范围。

6.2.3 全方位加强新农合基金监管

新农合基金必须全方位监管加强监管力度，可从完善定点医疗机构建设，强化合管办职能，建立有效的基金监管机制等方面着手，使得新农合基金能高效、安全地得到运用。对参合农民监管，首先，应坚持农保病人身份核对制度，对住院农合病人身份证、医疗卡、户口本三证核对的制度。其次，对于外伤和涉及较大金额的自生病个案应进行调查及会审会签制度，从制度上预防虚假住院、冒名顶替等套取新农合基金的问题（刘兰芳，2012）。最后，新农合基金的使用还应接受各级组织、社会和广大群众的监督，要加强新农合各级部门以及定点医院的公示工作，确保新农合基金信息的透明化。对于一些农民较为关注的问题，要进行公示，农民也具有知情权，如新农合医疗费用报销流程、乡镇合作医疗补偿兑付办公地点和咨询电话等，这样农民也能参与和监督新农合基金的运作。同时还应尽快实现农民在省内就医可直接报销的政策。大部分参合者是在本县看病，都是在当地直接报销，当时就结账了。而外出务工者，在外地医院，农民看病后，往往是先自己垫付医药费用，回参合地去报销，在这期间就会有些人制造假的病历、诊断书、发票等。所以要加快信息化网络建设，实现省内直报、异地结算，这样就能杜绝一些骗保的现象（淡丽丽，2013）。同时对于伪造病历和发票等不法分子要予以严惩，对于定点医疗机构医生的医德医风也要加强管理和监督的。通过信息化的监管方式，即时传递信息，实现报账审核与现场监控一体化。

医保管理机构应随时对定点医院进行巡查，对已获补助病人进行回访（魏冠辉和陈翠莹，2013）；应结合病历对医院上报初审的补助进行复审。相关部门还应出台更加详细具体的行政处罚条例加大对违规操作的定点医院处罚的力度（朱朝伦，2009）。

6.2.4 有效规避新农合基金运行风险

为了规避基金运行风险，审计人员要查出违规提取大额现金、将新农合基金转存入个人存折和收取参合费未及时缴存基金收入户的问题，可以通过检查乡镇新农合经办机构的参合费收据、现金日记账、转账单和现金支票存根等方式来实现（张秋芳，2014）。同时，审计人员要查出当年新农合基金超支的数额就必须检查下一年度新农合基金账目的1~2月原始的凭证。如果违规操作行为被查出，审计机关应给出审计处理意见，责令其进行整改，并给出符合实际情况的审计建议，应该建立规章制度慢慢完善新农合基金的运行机制，规避基金运行中存在的风险。

6.2.5 完善新农基金管理运作方式，杜绝“以药养医、过度医疗”现象

“以药养医、过度医疗”现象对我国新型农村合作医疗制度的影响巨大，要想解决这个问题必须做到以下几个方面。

第一，加大各级部门的监管力度，保证各级筹资中的补偿金额能顺利足额地补偿到乡镇，不会被卫生行政机构截留。

第二，不断改善乡镇医疗机构的硬件和软件设施。国家和各级政府部门应加大投入以保障乡镇医疗机构购买和补充基础设备、整修医疗器械和扩建医疗病房的费用。同时，还应加强农村医疗人才队伍建设，改善医务人员的福利待遇；鼓励更多具备高素质、高水平、高知识程度的人才到农村医疗机构工作；举办业余培训，使得医务工作人员能够不断提高自己的思想意识和业务技能（淡丽丽，2013）。这样，乡镇医疗机构就不会依赖从高药价从中获利来维持医院的运行。

第三，应规范农村药品的采购渠道，完善药品公开、公正、透明化的招标机制，严格控制药品加价比率，并实行统一配送模式（魏冠辉和陈翠莹，2013）。这样既能保证药品质量和用药安全也能降低药品价格，真正解决农民“看病难，看病贵”的问题（朱朝伦，2009）。

第四，各级监管部门也应根据各地常见病和多发病的实际情况，修订和完善新农合基本药品目录，为参合农民的提供合理和低价的用药保障。同时逐步实现医药分离，患者可根据医生处方自主选择是在医院购药还是普通的药店购药，这样形成一种竞争机制，不但能更好地激励医疗机构合理控制药价还能帮助患者购买到实惠价格的药品（张秋芳，2014）。最后，各级主管部门对于新农合医药价格要加大监督，规范药价公示行为，对违法违规案件要严厉查处。

总之，新农合基金能否正常运行是实施新农合过程的一个首要和关键问题。在今后推行新农合的过程中，应加强完善资金筹集渠道，加强对新农合基金的监管力度，合理规范使用范围，有效规避基金风险等多方面不断完善新农合机制，确保新农合的可持续健康发展。

第7章 欠发达地区新农合信息系统的现状与完善

在信息化高速发展的今天，建设新农合信息系统，可以确保新农合在我国更加广泛、顺利、高效地实施。2011年，卫生部已完成了“十二五”卫生信息化建设工程规划编制工作，初步确定了我国卫生信息化建设路线图，简称“3521工程”，其中，已将新农合的信息化建设列入工程项目。本章分析了新农合信息系统建设的必要性和作用，并对新农合信息系统的总体建设、完善提出了一些建议。

7.1 建设新农合信息系统的必要性

新农合是指由政府组织、引导、支持，农民自愿参加，个人、集体和政府多方筹资，以大病统筹为主的农民医疗互助共济制度，采取个人缴费、集体扶持和政府资助的方式筹集资金。随着新农合制度的运行，参合农民规模逐步提高。截止到2010年，新农合参保人数达8.35亿，参合率达95%。参合规模的扩大，一方面使越来越多的农民享受到医疗卫生服务，农民“因病致贫”、“因病返贫”状况得到缓解，“有病不医”的状况得以改善，参合农民健康水平有所提高（程令国和张晔，2011）；另一方面也对政府部门的管理能力提出了更高的要求，传统的手工作业方式已经暴露越来越多的问题，难以满足信息收集分析处理、基金监管、风险防控等方面的要求，严重制约了新农合制度的健康运行。

目前新农合在信息系统方面所做的工作。卫生部在2003年新农合试点开始就非常重视信息化工作，先后出台了《关于新型农村合作医疗信息系统建设的指导意见》、《新型农村合作医疗信息系统基本规范（2008年修订版）》等重要文件，这是全面实施好新型农村合作医疗制度的重要举措之一。然而，目前国内大部分地区新农合信息化管理工作还处于启动或试验性阶段，存在着诸如人员不足，专业素质不高；信息系统辅助决策的支持作用没有充分发挥、管理不规范等问题。

新农合信息系统能结合现代信息技术，利用高科技手段更加快速、高效、全面地为广大农民和各相关部门提供准确的信息，并可解决一些传统手工管理的弊端，改进工作流程，提高各级部门的工作效率，为新农合制度更好地实施提供了有力的保障。因此，当前探讨如何建立新农合信息系统，提高新农合信息化管理服务水平，对新农合的实施就显得尤为重要。

7.2　新农合信息系统的主要作用

7.2.1　优化服务网络，简化报销程序

建立新农合信息系统后，医院报销可全部纳入计算机网络化管理，在方便就医的同时，也减少了报销过程中的人为因素，使合作医疗基金运行更为安全，规范了住院报销资金的管理，杜绝了人情结报。同时各定点医疗机构和相关部门可以进行自动化的业务流程操作和管理，医院在进行收费结算时可以获取快捷、准确的信息。参保农民、医疗机构能够与合作医疗经办机构实时或非实时地进行信息传输和费用结算。利用网络这个平台，可真正符合新农合在信息化过程中“整合资源、统一标准、信息共享、规范管理”的建设原则。

7.2.2　实现“无纸化”办公，降低工作成本

过去，患者的入院、住院、转院、出院的检查、治疗项目审理，有着非常复杂和复杂的程序，医院要先进行初审，然后是合作医疗管理部门再进行复核、结报、记账、汇总、分析、出报表等，而如果没有实现信息化管理，这些过程都是靠医院工作人员的人工操作，工作量之大，涉及数据之多是难以想象的。在进行新农合的信息系统建设后，工作流程可以进行再造，使得各工作环节更加精简、高效，相关工作人员的数量也不需要像过去这么多，实现了人力资源的优化。利用计算机系统也实现了无纸化办公，避免了传统的工作流中物品和能源的消耗，也符合当今时代的“低碳”工作理念。虽然信息化建设需要一次性投入较大的成本，如购置电脑，建设网络，购买系统，培训相关工作人员，但从长远来看，减少了处理环节，确保了数据的准确性，平均成本还是较低的。

7.2.3 农民就医报销更加方便、快捷

我国新农合的建设，最大的服务主体和受益主体应该是广大农民患者。在过去，很多参合农民在进行诊治、转院、出院、结账、报销等过程时，经常会感到各流程的复杂、各定点医疗机构和相关管理部门工作的低效和信息的不对称，甚至是资金的不安全。而实现信息化管理后，利用新农合信息系统，参合农民在就医时只需要带上“一卡通”和身份证即可刷卡就医，医务工作者可核实患者身份，还可以及时查询参合农民的缴费金额和家庭账户资金使用情况，同时还可和新农合医疗管理办公室进行实时数据传输，进行信息共享。新农合制度在经费征缴、数据库建立、费用审核结报、资金管理、信息查询等方面，工作量非常大，如果还是依靠传统的手工处理方式是很难高效快捷地为广大农民服务的。新农合信息系统地建立提高了工作效率，方便农民结报，实现了在线参合、就诊、结算、审核、查询等一系列功能。

7.2.4 利用信息管理系统网上监控，保障新农合资金安全

在新农合制度应用和推广的过程中，参合农民感到疑惑和担心的一系列重要问题就是：合作医疗经费会不会被挪用、贪污，政府的各项政策是否能兑现，在报销过程中是否存在人情结报，报销额度和范围会不会因人而异，信息是否公开、透明。不可否认，在传统的人工管理资金，手工结报的情况下，确实存在人情结报，也存在信息的不对称。因此，建立和完善新农合信息系统，是保障基金安全的重要途径。首先，各县级市都设立了新农合管理办公室，利用网络系统，管理人员可对参合农民入（出）院情况，床位费、各项诊疗项目实时监控，杜绝了定点医疗机构随意更改收费项目等弄虚作假的情况，控制了不合理费用增长。其次，通过信息网络，使各级政府、各有关部门能在自己权限范围内，及时了解资金的运行情况，及时向农民群众公示有关政策和信息数据。所以，建设新农合信息系统对于各相关部门在线审核结算、信息汇总、实时监控、预防风险等方面具有重要意义。

7.2.5 提高新农合基金的科学管理水平

新农合基金管理的基本原则为以收定支，量入为出，逐步调整，保障适度。在操作过程中，根据个人、集体和政府三方出资总额，结合当地疾病发生情况、就诊和住院情况，以及各级医疗卫生机构医药费用测算结果，确定补偿

范围、补偿比例、起付线以及封顶线。但在实际运行中，新农合基金的使用难以把握。为了防止超支，管理部门宁可让基金剩余，到了年底再根据基金剩余情况进行二次补偿。而二次补偿的必要性与公平性一直受到质疑（项莉等，2008；焦克源等，2011）。信息系统的建立可以实时监控资金的运行，控制运行风险，并依据运行情况制定科学的筹资额、补偿范围、补偿比例、起付线以及封顶线的标准。

7.3　目前新农合信息系统存在的问题

7.3.1　新农合信息网络建设仍未完善

一些欠发达地区和较偏远的乡镇，还没有建立起新农合信息网络。在偏远的农村、乡镇一些基本的医院设备、医生的配备等都还远远不足（韩艳萍，2012），更谈不上信息化网络的建设。一些经济较落后地区并没有实现新农合信息网络纵向和横向的连接，国家和省级平台构建基本都已完成，但是市级、县级特别是部分乡镇网络平台构建并未完善。各定点医院、新农合办公室、银行等相关部门的信息系统也未接入国家卫生系统的相关子系统，这大大影响了新农合在我国的广泛实施。

7.3.2　各级信息平台未能实现对接

部分经济较落后的省份，还未对县级新农合医疗管理信息系统进行项目验收，没有建立统一的信息平台和数据库。目前还有一部分较偏远的县级信息系统平台不能与省级新农合信息平台对接，这样就不能实现数据上报、政策下达、异地就诊即时结报等功能。截至2011年年底，新农合和最低生活保障分别有336个县和1657个县尚未实行信息化管理，尽管近年来有关部门加强了新农保信息化建设，但仍有472个县的新农保未实行信息化管理。

7.3.3　新农合异地就医“即时结报”存在问题

部分省份还未建立统一的新型农村合作医疗信息管理系统，将全省所有市、县、乡连接在网络系统内，各地新农合信息系统如同“孤岛”（刘艳和颜亮，2007），不能实现资源共享。

2010年度全国农民工总量为24223万人，其中外出务工农民数量为15335

万人。虽然我国新农合覆盖人群达到8.5亿人，参合率持续稳定在90%以上，但由于各省市现实情况不同，造成医保政策不统一、统筹标准不统一、报销标准不统一、信息系统建设情况不统一、医保平台不统一、社保和医院管理方式也不统一，在这种情况下很难实现跨地域结算。

目前有部分省份已经实现了省内跨区域“即时结报”，但还未能实现跨省结报。随着外出务工农民越来越多，异地就医难、报销难问题更显得尤为突出。

7.3.4 新农合信息管理人员流动性较大、岗位责任意识欠缺

由于基层工作环境较艰苦、工作任务繁重、工资待遇不高，所以技术人员的流动性较大（游茂，2009）。有些较偏远地区，缺乏专业的计算机和信息管理工作者，由其他部门管理人员负责，这也影响了数据的安全性和系统的稳定性。还有部分信息管理工作者缺乏专业的培训，不能明确自己的岗位责任，不能熟悉掌握信息系统的操作。

7.4 建设和完善新农合信息系统的几点建议

当前，制约新农合信息系统快速发展的关键因素主要在于平台建设滞后、凌乱，体现在部分地区，尤其是欠发达地区信息系统建设滞后，新农合信息系统和医疗机构信息系统衔接难度大，地区之间，尤其是省域间信息系统差异大。另外，人员素质和稳定性也难以支撑新农合信息系统的发展。鉴于此，建设和完善新型农村合作医疗系统应重点加快硬件平台建设、实现多信息系统衔接协调以及保障人员稳定性，如图7-1所示。

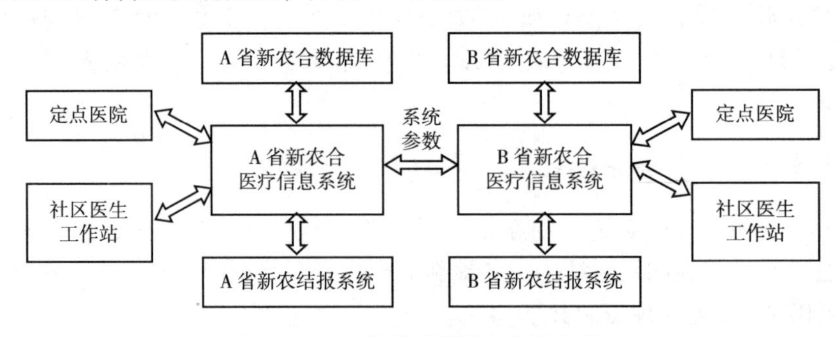

图7-1 欠发达地区信息系统构架

7.4.1 加强网络建设，保证软件、硬件平台

要想保证新农合信息系统的工作效率，就应搞好网络组建及日常维护工作，按照科学合理、节约效能的原则，组织有关人员严格按照新农合信息化建设总体方案、具体设计方案进行网络建设，并在日常工作中将网络维护日常化。包括局域网和广域网设计，要在农村合作医疗经办机构建设局域网和在各定点医疗机构、职能部门、各级管理部门建立起广域网。计算机网络能够随时满足高效、畅通、安全的要求，参保农民到定点医疗机构接受诊疗服务时，医疗机构能够与新农合经办机构可以即时地进行信息传输和费用结算，保证新农合的网络化服务。

同时各级管理和职能部门，定点医疗机构还应配置专门的电脑、服务器、打印机等硬件设备。新农合信息系统的设计必须满足新型农村合作医疗制度的功能需求，要重点建立资金管理、数据报表、资金结算和信息公示与查询等应用子系统。建设和完善软件、硬件平台是实现新农合信息化的基础。

7.4.2 建立统一信息平台和数据库

继续加强各级信息平台和数据库的建设，国家级信息平台和数据库是新农合信息系统的核心部分，是直接服务于决策和联系各省级新农合信息网络的枢纽。国家级平台和数据库应具有海量数据存储、实时获取数据、支持数据应用、实现业务监测等多重功能。省级信息平台和中心数据库是各省（区、市）新农合信息系统的核心部分，是服务于各地新农合决策和联系本辖区各级新农合信息网络的中心平台。

省级数据库的数据来源为各基层新农合经办机构和定点医疗机构。省级信息平台还应具备对参合农民在省内异地就诊的信息传输和结算功能。县级通过省级信息平台可接收参合农民省内异地就诊数据信息，完成异地间就诊费用的审核、补偿和结算。同时还应做好数据资料收集、整理、审核、更新录入管理、数据安全工作，保证数据库各类数据和有关资料可靠性、时效性、完整性和安全性。

7.4.3 加强领导，统筹规划

各级卫生行政部门在加快推进新农合工作中，要加强对新农合信息系统建设的领导，建立健全新农合信息化的管理协调机制，加强技术指导，制定切实

可行的监督评估方案并组织实施。各地的情况不一样，应结合自身实际情况制定出本省（区、市）新农合信息系统建设方案。要充分考虑系统的整体性、科学性和可持续发展性，采取充分论证、试点运行、分步实施、全面推广的方法，紧密结合本地区实际，务求实效。

7.4.4 建设一支务实、高效的新农合信息管理人员队伍

要真正加强新农合的信息系统建设，就必须有一支专业、务实、高效的信息化管理团队。这支团队应该有扎实的计算机专业基础、对新农合制度充分了解，有敬业精神，并且还要与时俱进。随着新农合制度地不断推广，信息化建设的难度和挑战性也将与日俱增，这也要求信息管理人员要不断学习新的知识和信息手段，定期进行培训，提高自身素质和工作技能。同时，政府和各级部门，还应加大资金投入力度，引进国外先进的技术和资金，进一步加快新农合信息系统的升级和发展。

综上所述，新农合信息系统的建设是保障新农合制度实施和推广的重要手段。随着新农合的试点地区的不断增加，规模的不断扩大，各级管理部门和定点医疗机构要通过信息化的管理方法更加快捷、高效地为广大农民服务。因此，各地应按国家“统一规划，分级负责；整合资源，技术适宜；规范管理，确保安全”的原则建立一个完善的新农合信息系统。

第8章 经验与启示：国内外新农合制度

随着参保人数的增加和受益面的不断扩大，新农合制度已经成为我国农村地区医疗保险的主要形式，农民“看病难、看病贵”问题有所减轻，“因病致贫”、“因病返贫”状况得到缓解。然而随着制度的运行，诸如费用增长过快、自付费用未能下降等的等问题逐渐浮出水面，严重影响到新农合制度的持续健康发展。新农合制度存在的种种问题如不及时加以解决，势必影响我国农村居民的健康状况，这关系到社会的稳定大局。从国外发达国家、发展中国家以及我国部分地区农村医疗保险制度建立，特别是近年来我国各级地方政府完善新农合制度实践中探索出的许多方法看，新农合制度已经出现一些相对成功的模式。深入分析和研究这些实践模式的优势和不足，有助于为我国欠发达地区完善新农合制度提供参考和借鉴。

8.1 国外农村医疗保险制度的经验借鉴

8.1.1 日本农村的医疗保险制度[①]

日本实行强制性全民医疗保险制度，规定所有居民必须参加。医疗保险由“雇员健康保险”和“国民健康保险”两部分构成。农村主要实施的是“国民健康保险”制度。日本农民医疗保险资金主要由政府、农协健康保险组织和农户三方负担。国民健康险的支付水平较高，保险给付范围主要是医疗费用，包括：诊疗费、高额诊疗费、助产费、丧葬费、育儿补助等。

以农业者为主要对象的医疗保险组织的经费主要来自政府的补助，其补助渠道有中央政府和地方政府，个人缴纳部分保险费。日本政府对各医疗保险组织的经费补助数额和方法因组织而异。一般来说保险机构的管理运行费用，包

---

① 资料来源：任静，程念，汪早立. 日本医疗保险制度概况及对我国新农合制度的启示［J］. 中国农村卫生事业管理，2012（3）.

括管理者的工资等，都由政府全额负担。对各医疗保险组织的医疗费用补助悬殊较大，以农业人口为主要对象的医疗保险组织得到政府的补助数额最大，占支出的 50%，其他组织约占 16%。个人缴付的医疗保险金是以户收取的，被保险者凭医疗证可自由选择医疗保险的合同医院就医。

医疗费用的支付方法是门诊和住院均由医疗保险组织负担 70%，自付 30%，另外有一种称作高额医疗费用补偿法，其实施方法与其他保险组织一样，即：（1）一次性医疗费用超过 7.4 万日元（贫困家庭为 3 万日元）以上的部分全部可报销。（2）同一家庭一个月内医疗费用超过 3 万日元（低收入者为 2.1 万日元）以上的部分可以全报。（3）一年内超过四次以上的医疗，从第五次起超过 3 万日元（低收入者为 2.1 万日元）以上部分全报。（4）患慢性病长期需要高费用者，如血友病、长期人工透析者等自己负担限额为 1 万日元，此外还有数额不等的疾病补贴、分娩补贴、育儿补贴和丧葬补贴等。

日本除了建立国民健康保险制度以外，还成立了农民互助健康保险组合，目的是帮助贫困无力支付 30% 医疗费用的农民解决经济困难。农民互助健康保险组合对于缓解农民经济压力、保障农民健康权利方面起到非常积极的作用。目前，日本有 2 万个左右的农民互助健康保险组织，它们的建立和运行完全受国家法律、法规的约束和监督，是一种有效的农民自办自保的保障方式。

为解决农村地区医疗基础设施落后、缺乏专业型医务人员的问题，日本各级政府除给予当地医疗机构补贴、为设备更新提供财政支持外，还出资兴办了"自治医科大学"，为农村和偏远地区培养高素质的医务人员。此外，日本还通过成立农民互助保险组织，建立远程医疗服务制度，改善农村落后的医疗卫生服务环境，完善农村医疗保障制度。

日本农村医疗保障制度的主要特点是：第一，有完善的法律保障，保证医疗保障制度实施各环节均有法可依。第二，政府作为该制度的主要责任方，承担农村医疗保障制度的全部管理费用，以及补助医疗保险基金的大部分费用，强调了政府主导责任。第三，确立了有效的监督机制，由代表各自不同方面利益人员组成的监督审查机构被赋予了绝对独立的职权，受法律保护，不受外界干涉，保证其监督工作的独立性。

8.1.2 韩国的农村医疗保障模式

1989 年韩国完成全民医疗保险制度，医疗保险的覆盖率达全体居民的 90%，其 10% 的居民为生活贫困线以下者，由政府提供其他形式的医疗费用救济。目前，韩国农村居民医疗保险制度的特点主要如下：

（1）农村居民医疗保险经费的来源多元化。主要来自三个方面：政府补贴、个人缴纳保险和就医时个人自付一部分。具体办法是：居民按户每月向保险组织缴纳保险金，保险金额由他们所属的不同等级而定，家庭和政府各负担50%。作为医疗保险基金，就医时的居民自付形式有三种：第一种形式是门诊自付，即居民在诊所门诊自付医药费的30%，如到一般医院门诊部则自付50%，到综合性医院需自付55%；第二种形式是“起付款”，居民每看一次病必须自己支付4美元的挂号费；第三种是住院费用限制，即不管什么住院病人，一年内住院不得超过180天，超过部分必须自己负担医疗费用。

（2）采用社会团体管理方式。韩国农村医疗保险的管理与城市一样，采用社会团体管理形式，称作保险社团，全国共有农村医疗保险社团156个，在行政管理和资金上都是独立的，每个社团都有自己的管理机构，自主经营。韩国政府于1989年制定了初级医疗服务制度，规定居民就医时必须首先到初级医疗服务机构（如公共卫生中心或私人诊所），经初级医疗机构医生的介绍才能到医院就诊。

8.1.3　巴西的农村医疗保险制度

巴西1994年建立“家庭健康计划”，该计划是一种关注家庭和社区的农村初级卫生保健制度，具体执行计划的是一个个家庭健康小组，小组至少由1名全科医生、1名护士、1名助理护士和4~6名社区健康代理组成。家庭健康小组一般要为600~1000个家庭服务，目前在巴西有10025个这样的小组在工作。截至2002年年底，该项计划已覆盖巴西50%以上的农村人口。“家庭健康计划”所需资金来自联邦和各州的专项资金支持。1999年，除社区健康代理外，每个小组可获得联邦政府28000雷亚尔（巴西货币单位，1雷亚尔约为2.72元人民币）的资金支持。1999年后，包括健康代理在内的整个小组平均每年可得到54000雷亚尔。对新成立的家庭健康小组，政府给予1000雷亚尔的启动资金。小组中的医生及护士的工资均是城市公立医院同类人员工资的2倍左右。“家庭健康计划”实施后，巴西农民在医疗服务方面的积极性明显很高，几乎达到90%以上[①]。

---

① 杨思芳，陈才庚. 墨西哥和巴西的农村医疗保险制度及其对中国建立农村新型合作医疗制度的几点启示［J］. 拉丁美洲研究，2004（5）.

巴西农村医疗保健计划的特点：政府重视农村卫生服务体系建设，设立专项经费资助农村医疗保健计划。巴西联邦政府非常重视农村医疗保障问题，除实行全民统一的医疗健康制度外，还针对农村专门设立“家庭健康计划”，并由联邦和州政府统一实施与监管保证了该计划的平稳推进；在制度设计上注重对医疗服务者的激励。巴西联邦为确保上述计划的顺利实施，设立专项经费对其进行支持。在为从事农村卫生保健服务者提供启动资金及生活补助的同时，还按服务量进行奖励。联邦政府确保农村医务工作者可获得不低于城市同类人员 2 倍的工资，这在相当程度上激发了他们在农村开展医疗服务的积极性。

8.1.4 墨西哥农村的医疗保险制度

墨西哥全国共有两大医疗保险系统：一个名为“全国职工社会保险协会”，主要对象是企业工人和农业工人；另一个名为“国家职工社会保险协会”，主要对象是政府工作人员和文教科研人员。另外还有一种对穷人的免费医疗救济，对象是城市和偏僻地区的贫困居民，受益对象大多数为农民。

因为农业工人与产业工人都属雇员，经济收入有保障，并且比较稳定，所以两者在医疗保险基金的筹措以及支付方式上都一样。保险基金来自雇主和雇员的缴纳部分和政府的少量补贴，具体办法是雇员每月缴纳工资的 2.25%，雇主按雇员工资比例的 6.3% 缴纳，政府补贴部分相当于雇员工资的 0.45%，以上合计相当于雇员工资的 9%。全国职工社会保险协会医疗保险基金的主要支出项目是：医疗保险机构的管理费用，所属医疗机构的建设和设备更新，所属医疗机构医务人员的工资及投保者的医药费用。

农村贫困居民的医疗服务由全国职工社会保险协会的农村事务部总协调员负责管理，由政府和协会签订协议，利用协会的人才和物力为没有能力支付医疗费用的贫困农民提供免费医疗救济，费用全部由政府负担。

农业工人的医疗保健服务由保险协会下属的医院提供，全国各级社会保险协会下设医疗机构 1500 多所，为保险协会的参加者提供免费医疗。这些医疗机构分一级、二级和三级。第一级为诊所，只看门诊，设少量床位，第二级为综合医院，第三级为医疗中心，是最高水平的医疗机构。对协会成员的医疗实行划区逐级转诊的办法，约 85% 的病人都能在门诊得到医疗。贫困农民的医疗则由政府开办的医院提供，也可到政府与协会签订合同的诊所和医院医治。

墨西哥农村医疗保险制度的特点是各级政府参与，医疗保险组织开办医院，医疗保险的覆盖人数较多。将农业工人和产业工人作为雇员在医疗保险上划为一个系统与其他对象区别开来，同时对于偏僻地区的贫困农民政府还给予免费医疗救济。

8.1.5 泰国农村的医疗保险制度①

目前，泰国的农村医疗保险实行健康卡制度，为农民提供了最基本的保障，集一个区域的资金筹集、因病造成经济损失的分担和医疗保健于一身，医疗服务的内容既有基本医疗保险，又有预防保健，防治结合，对于保障基层百姓的身体健康起了很好的作用。

（1）在具体实施中，对贫困农民，由政府出资发给免费健康卡，而对一般农民则在农户自愿的基础上，个人缴费500株，政府补助500株，由政府发给统一负责制的健康卡，全家都可凭卡免费享受医疗保健服务。为了推动健康卡的发行，政府规定，只有当全村35%以上家庭参加时，政府才给予补贴。

（2）健康卡资金由省管理委员会统筹使用（全国分为76个省），其中90%用于支付医疗保健费用，10%用于支付管理费用。

（3）在经费投入上，国家对社区卫生服务的投资力度很大，约占整个卫生筹资额的36%。

（4）在管理方面，泰国的乡村卫生服务由卫生中心管理，其基本职能是在政府领导下负责组织实施全乡的预防保健工作。乡卫生中心定期深入各村，指导村级卫生组织开展健康教育、妇幼卫生等初级卫生保健。乡级卫生中心主任是政府官员，代表政府负责全乡群众的健康工作。

泰国农村健康卡制度的特点：泰国最基本的卫生健康保障除公共卫生医疗服务外，是用消费金额限制所得到的医疗保障，在操作上方便易行，运作成本低。有利于医疗卫生费用的控制。泰国农村实行的健康卡制度，为农民提供最基本的保障，使一个区域的资金筹集、因病造成经济损失的分担及医疗保健集于一身，能够在基层单位提供较好的医疗和预防保健，对于保障基层百姓的身体健康有很好的作用。其局限性是资金有限，覆盖人群少，抗御风险能力差。

8.1.6 国外医疗保险制度对我国的启示

上述各国的农村医疗保险制度各有特点，但其中的一些成功经验值得我们

---

① 匡绍华，陈宁姗．泰国健康保险制度改革及其对我国的启示［J］．中国卫生经济，2003（9）．雷永成．从泰国看我国的医疗保险改革［J］．管理观察，2008（11）．

借鉴。

（1）立法保障。如日本，由于在整个管理经营监督过程的每个环节都有法律的制约，法律制约的效应远大于权力制约效应，所以其国民健康保险制度运行畅通无阻。而没有法制的保障，正是我们的合作医疗制度时兴时衰的一个主要原因。

（2）政府的支持。上述五国的一个共同特点是政府参与，既参与管理，又给予适当的补贴。这种参与保证了这些国家农村医疗保险制度的正常运行。

（3）多渠道筹资。这些国家的医疗保险基金都是由政府、个人还有雇主多方出资。只有多方筹资，扩大基金来源和数量，才有足够的支付能力。

（4）扩大合作区域，增强基金调剂能力，提高保障水平。例如，日本的“国民健康保险制度”是覆盖全国的；泰国健康卡所筹资金，由省管理委员会统筹；而墨西哥和巴西的农村医疗保险均在全国范围内实行，具有覆盖面广和参保人数多的特点。

（5）建立贫困农民医疗救助制度。例如，泰国对贫困农民免费发放健康卡，墨西哥对贫困农民提供免费医疗，费用全部由政府负担。这项制度对维持社会公平促进社会稳定具有重要的作用。

8.2 国内农村医疗保险制度的经验借鉴

8.2.1 昆山市农村的医疗保险制度

昆山市是江苏省常州市下辖的一个县级市，总面积927平方公里，户籍人口66.46万人，其中农业人口28.98万人。现辖10个镇和1个国家级经济技术开发区。2005年，全市完成国内生产总值730亿元，财政收入116.82亿元，地方一般预算收入51.62亿元；城镇居民可支配收入16809元，农村居民人均纯收入8519元，在全国百强县评比中名列第一，是经济社会快速发展，人民群众生活富裕的地区之一。昆山市从2004年起，全面实施了农村居民基本医疗保险，2006年参保率达99.2%。

昆山市推行农村医保制度是借鉴城镇职工医保的基本原理和管理方式进行的，主要做法如下：

（1）坚持三个原则。坚持农村居民全民保障的原则；坚持“行政推进、征管分离、三级贴补、医保运作”的原则；坚持补偿政策向大病患者、老年人和低保人员适度倾斜的原则。

（2）实行四项补偿。农村医保由住院风险统筹、大病救助、个人账户、门诊补偿4个部分组成，实行市级统筹。根据以收定支、收支平衡、略有节余的原则，参照城镇职工医保有关规定，制定相关政策，明确支付范围、支付标准和支付额度。

（3）体现五个特点。第一，全覆盖。凡户籍关系在昆山市行政管理区域内，未纳入城镇职工基本医疗保险范围的所有农村常住户口（含16岁以下儿童），包括纯农业人口，农村小城镇户口；已纳入城镇职工医保，但因失业等因素不再继续享受城镇职工医保待遇的农村常住人口，均为参保覆盖范围。第二，共负担。农村医保费用由市、镇两级财政、村集体经济组织和参保者共同负担，按每人每年200元标准统筹，其中市财政补贴65元，镇财政补贴65元，村集体组织补贴20元，个人缴纳50元。第三，有倾斜。农村医保补偿政策重点向大病患者、老年人、低保户倾斜。基金参照城镇职工医保模式分4个部分。一是建立住院风险统筹基金对3万元以下部分的住院医疗费用，实行分段报销，其中5000元以内报40%，5000～10000元报50%，10000～20000元报60%，20000～30000元报70%。二是建立大病救助基金。对参保者住院医疗费用超过30000元以上的部分给予报销60%，最高可报35000元，同时白血病、再生障碍性贫血和尿毒症等病人的门诊费用纳入统筹。三是建立社区门诊基金，解决在社区卫生服务机构的门诊费用结报，每次门诊报销20%，全年补贴最高为2000元。四是为60岁以上老年人设立个人账户，每人每年注入150元，用于在社区卫生服务机构门诊使用，当年有节余，可结转至下年度使用，亦可依法继承。此外，对农村低保户免收个人负担的50元，实行无门槛参保。第四，网络化。参保人员信息统一录入电脑，实行全市联网。为了方便农村居民就医，农村医保借助农村医保信息网络管理平台，使参保农村居民可以到任何一家农村医保定点医疗机构择优就诊，使用IC卡就诊，实行刷卡看病。同时，通过农村医保信息管理网络建设加强了对医疗机构医疗行为的监督，实现了参保者医疗费用发生情况的网络实时监控。第五，一元化。昆山市将农村医保纳入了统一的农村社会保障体系，具备了社会保险的特征；同时将农村儿童基本医疗保险统筹，统一纳入保险范畴，解决了城镇职工医保未能解决的儿童医疗保险问题。昆山市农村医保筹资的方式、管理的模式、医疗保障的水平，是对以往农村合作医疗制度的全面提升，与城镇医疗保险制度有了明显的接轨。

昆山市农村居民基本医疗保险的特点：一是实现了自愿型的农村合作医疗

向统筹型的基本医疗保险制度的过渡，保障水平有了大幅度提升，稳定性也明显增强；二是实现了农村医保与城镇职工医疗保险的并轨管理，为构建城乡一元化的基本医疗保障体系打下基础；三是实现了四级定点医疗服务管理体系（基层社区、镇级医院、市级医院和转外地医院），最大限度地方便了农村居民就医，同时卫生资源也得到了合理利用；四是实现了事实上的市场统筹管理机制、费用分担机制和风险平衡机制；五是凸显了政府的职能，市、镇、村三级合计补贴占筹资的75%，体现了政府对农民保障的责任，为实现城乡一元化医疗保障体系打下了基础。

8.2.2 江苏江阴市农村医疗保险制度

2001年江阴市提出为农民建立医疗保险制度，并引入商业保险公司参与共同创建，委托太平洋寿险公司江阴支公司对农村医疗保险进行专业化管理，创建了后来被称为“江阴模式”的江阴市新型农村住院医疗保险制度。2004年，江阴市参保率已达到100%，实现了农村医疗保障的全面覆盖。

江阴市新型农村合作医疗的主要做法是：（1）采取大病住院医疗保险模式：农民缴费、政府补贴，专业化机构（即太平洋寿险江阴支公司）负责业务管理、发放保险金。除参加城镇职工基本医疗保险的居民外，其余户口在该市的农业和非农业人口都可以参加合作医疗保险。外来务工人员在整厂参合的前提下，也可以参合。（2）政府支持力度大。在以年度为单位的第一轮、第二轮合作中，农民每人每年出资7元钱，政府补贴每个人10元。第三轮农民每人每年出资20元，政府也出资20元。在第四轮医保中，农民仍然每年交20元，政府补贴提高到50元。（3）结报方便、结报范围广。江阴市全市32家医疗机构都设有结报站，农民出院当天就可以在该医疗机制拿到现金。江阴的农村合作医疗制度的结报范围主要包括住院期间的治疗费、药费、化验费、检查费、手术费等，不光是住院费用能结报，肝硬化、红斑狼疮、类风湿性关节炎、肾炎等七种疾病的日常门诊费用也纳入保障范围。（4）农民自主择院就医。撤销以往农村合作医疗中农民不能择院就医的老规矩，农民可以在市内32家正规医疗机构中任意选择。此外，为了照顾部分边缘镇农民的就医习惯，允许农民到临近外市医院就医，回本镇医院结报。（5）设立全面提醒制度。从患者入院的第一天起，就有结报员告诉农民有关医疗保障的信息，如“住院医疗保险的急诊、抢救范围”，“医疗保险的检查、治疗范围”，“要求医生尽量使用目录之内的诊疗药品项目”等，让农民尽量少花“报不了”的钱。

（6）设立专业机构管理。对医疗保障资金的管理一向是农村合作医疗的难点。目前，国内很多试点县的新型农村合作医疗制度，由政府自己管理医疗保障资金，却都不同程度地存在资金运用不得当、未建立有效监督机制、信息处理系统不统一、财务管理和会计制度不完善等问题。而江阴市通过设立专业机构管理，避免了这些问题的产生。

江阴市新型农村住院医疗保险制度的特点是："江阴模式"突破了由政府大包大揽的传统行政管理意识，提升了政府行使公共管理职能的理念，在实践中体现了"政府供应"和"政府生产"的差异，按照农村医疗保险制度建设的规律要求，在全社会范围内寻求最优化配置资源，吸引具有各自专业组织优势和资源的政府组织和商业机构，多主体参与创建农村医疗保险制度，并建立制度化的监督和纠偏机制，从而提高了农村医疗保险制度的运营效率，降低运营成本，以优化的资源配置方式为农民提供健康医疗保障。

8.2.3 广州番禺区农村合作医疗保险

广州番禺区采用政府监督、商业运作的模式开展的农村合作医疗保险。其运作机制是：政府组织推动保费征收，直接把保费汇入区财政的基金专户，通过公开招标选择中国人寿保险公司负责为群众办理报销补偿等业务，根据实际补偿支出向管理部门请款；卫生、财政部门负责基金监管，对保险公司的资金申请进行抽查、核算、划拨。农民每人每年交费120元，其中区、镇财政各补助30元。分阶段、分层次划定报销比例：镇级医院80%、区级医院50%、区外医院40%，设定全年累计补偿最高限额，对特困家庭还要给予额外的补助。在医疗费用报销方面，通过信息化管理和运作，简化报销程序，为参保农民提供便利。保险公司在每家定点医院配备1台电脑，并与新农合医疗服务中心、区卫生局和农合办公室联网。医院把病人的费用清单等传输到住院代表处，区卫生局、农合办可随时在电脑上对其费用使用、补偿情况等内容进行查询、审核，并对保险公司和定点医院进行远程监控和管理，病人出院时就能立即报销费用135元。2007年番禺区获得了"全国新型农村合作医疗先进试点区"的称号。目前在一些经济较为发达的地区，提倡采用的模式就是基金型的"番禺模式"。

8.2.4 湖北长阳农村合作医疗保险

湖北长阳土家族自治县县委、县政府探索出的一种"自愿参加、多方筹资、大病统筹、小病补偿、公开公正、平等享有、科学管理、民主监督”的农民健康保障新体系。

“长阳模式”具有以下几个突出特点。第一，管理运行机制方面：完善体系管理，落实了合作医疗工作机构设置和人员编制等问题；建立定点医疗机构准入制度和考核制度；实行源头责任追究管理，确保合作医疗基金的有效使用；实行信息网络化管理，将所有住院病人的相关信息全部纳入计算机网络系统，实现了网上审核、网上结算、信息汇总和在线查询。第二，基金运行机制方面：实施大病统筹兼顾小病补偿的保障模式；简化补偿程序，门诊补偿一般由本村卫生室负责；转诊审批一般由经治单位与县合管办通过传真完成；为参合农民安排免费体检，扩大受益面。第三，服务运行机制方面：农民在所在县域内有自由选择医疗机构的权利；推行阳光操作，新农合经办机构和定点医院实施信息公开制度，实时公开合作医疗基本用药目录、医疗收费价格、基金收支情况等信息；在乡镇以上医疗机构候诊大厅设立电子查询系统和电子显示屏，方便农民查询；另外在县财政政务网上设立查询窗口，实施政务公开。第四，监督运行机制方面：完善组织监督、群众监督和制度监督，实行多项监督手段并举。在基金监督上，全县实行收支两条线管理，专户储存，封闭运行，实施网上监督等。

8.2.5 国内医疗保险制度的启示

（1）因地制宜，分地区、分阶段地建立和实施农村医疗保障制度。我国农村面积广，区域经济发展很不平衡，要实施统一的全国范围的社会保障，在一段时间内很难实现。必须从农村实际出发，不搞“一刀切”，对于东部沿海及城市郊区等生产力水平和农民生活水平提高较快的富裕地区，应采取强制式的医疗保险措施，经费主要靠自筹。在贫困地区可实行以政府补助为主。在中等经济水平地区农村可实行政府补助和受益者负担的双重筹资医疗保险形式，提倡农民积极参加，使之有实惠可见。这样既可以合理筹划国家有限的财政支出，又可以做到对于经济发展不同地区的公平兼顾。必须根据各地区农民的实际情况，因地制宜地构建能够满足不同层次需求的农村医疗保障体系。新型农村合作医疗是我国农村医疗保障体系的重要组成部分，也是解决我国亿万农民医疗保障问题的重要途径之一。各地应切实根据本地实际，选择不同类型模式的合作医疗进行推广。

（2）健全各级管理机构，加强资金管理。为确保农村医疗保险制度的实施，对医疗保险资金筹集和支付过程实现有效的控制和监督，上文所述的各国家都设立了专门的机构。我国在农村医疗保险制度的建立过程中，需要从上至下逐级设立相应的管理机构，负责有关农村医疗保险的组织、协调、管理和指导工作，加强对医疗基金的管理。实行独立建账、专户储存、专款专用，确保资金的按时足额到位，实现资金运作的公开、公平、公正。自觉接受社会各界和广大农民的监督，增加透明度，增强合作医疗的吸引力，提高农民合作医疗的参保率。如昆山市将农村医保与职工医疗保险的并轨管理，江阴市委托太平洋寿险公司对基金的管理。

（3）加大乡村卫生机构的建设力度。乡村两级卫生服务机构既是构成合作医疗的重要组成部分，又是实施合作医疗的主要载体，是整个农村医疗保险体系中不可或缺的部分。从国际情况来看，各国政府不同程度地承担了这部分公共卫生服务建设的责任。我国政府有必要加快农村卫生发展规划的制定和实施，加大对乡（镇）卫生院和村卫生室的投入，调整乡（镇）卫生院的规模、功能和布局，整合卫生资源，充分满足广大农民对医疗卫生服务的需求。如昆山市将卫生资源进行整合，实现了四级定点医疗服务体系。

第9章　激励相容：欠发达地区新农合制度改革路径与对策

新农合实施以来，农民“因病致贫”、“因病返贫”状况得到缓解，“有病不医”的状况得以改善，参合者健康水平有所提高。随着制度的运行，新农合出现了一些问题，这是制度设计和客观环境变化综合作用的必然结果，是事物发展的一般规律，没有必要谈之色变，视其为洪水猛兽。和谐社会建设离不开农村、农民的和谐，而农民的健康是题中应有之意。因此，要从促进社会公平，建立和谐社会的高度积极探索农村医疗保险问题。当前我们的主要任务在于认清形势，深入分析新农合制度存在问题及其根源，理清思路，提出针对性的措施，以实现新农合制度的可持续、健康发展。

欠发达地区在经济社会、政府以及农民自身等方面与经济发达、较发达地区存在显著差异，由此导致了欠发达地区与发达、较发达地区在新农合制度上的差异，也同时决定了欠发达地区不能照搬国内外一些地区的成功模式。那么，欠发达地区新农合制度改革面临哪些困难和优势，应该选择何种改革模式？本章将从欠发达地区新农合制度改革需要考虑的问题、改革的路径以及具体对策等方面进行阐述。

9.1　欠发达地区新农合制度改革需要思考的问题

9.1.1　改革的原因及目的

新农合制度的初衷是重点解决农民因患大病而出现的“因病致贫”、“因病返贫”问题，减轻农民因疾病带来的经济负担，提高农民的健康水平。从前文的分析我们可以看到，欠发达地区新农合制度取得了巨大的成绩，提高了农村居民的健康水平，在一定程度上实现了上述目标。但也存在着参合率不高、基金使用难以把握、监督体系不完善、信息化水平落后以及费用控制机制失灵等问题。如果不及时加以解决，势必影响到欠发达地区新农合制度的可持续发展。新农合制度改革包括新农合制度设计、农民意识、支付方式、政府投入以及相关部门监管等多个方面，是一项系统工程，应理顺思路，循序渐进。

对欠发达地区新农合制度的改革不是对制度的颠覆，而是在现有制度的基础上，对可能影响到新农合制度可持续发展的问题进行改革，实现为农民医疗提供制度保障，提高农民的健康水平与健康意识的目标。

9.1.2 改革的着力点

欠发达地区新农合制度运行面临着诸多问题，下面我们将分别对这些问题的内在联系及其根源进行简要分析，找到主要矛盾和次要矛盾，以明晰新农合改革的思路和着力点。当前，我国欠发达地区新农合面临着以下问题：

（1）农民参合率不高。虽然近年来，欠发达地区农民参合率有所提升，但与发达地区相比，参合率依然较低。参合率不高的原因在于：第一，农民缺乏健康保障意识，对新农合的认识不足（马晓春，2006）。第二，行政干预让农民对新农合心存芥蒂。顾昕和方黎明（2004）的研究发现，合作医疗基金治理不良是导致农民对政府不信任的主要因素，高利平（2006）在山东省的调研也表明“对政策不信任，怕政策不能兑现”是影响农民参合的主要因素。第三，报销比例低与农民期望高之间形成矛盾。孙柏英（2005）发现，农民对新农合的心理预期高于实际受益是参合率低的主要原因。刘启栋（2005）还指出，自愿参与原则使得“富裕者看不上，贫困者参不起”，另外“低水平”的筹资标准、低收益率的资金补偿并不能激起农民的参合意愿。第四，管理和监督制度不健全，便民利民作用发挥受影响。患病农民在就医、转诊、医药费核销等过程中，常因制度执行不规范、监督措施不到位而感到手续烦琐、办事效率低下、返款不及时等，影响到农民对于新农合制度的评价。

（2）严重的逆向选择问题。一般认为，新农合自愿参保原则是产生逆向选择最重要的因素，容易造成部分外出务工人员参加农村合作医疗积极性不高，身体健康的青壮年外出务工人员退出合作医疗，最贫困的农村居民，事实上也是最需要帮助的人，可能因为缺乏缴费能力而无法参合，导致能够参合的主要是农村相对富裕的群体，新农合制度成为农村中“富裕群体的互助体制”。

（3）受益面低，补偿比例低。保大病制度模式和较高的起付线使得多数参合农民被排除在受益人群之外，加上欠发达地区农民医疗意识薄弱，大病才去医院诊断的就医习惯难以改变。而低水平封顶线和低补偿比例、复杂的报销手续，使得新农合综合补偿比始终在较低水平。

（4）医疗负担未减轻，费用增长不合理。新农合参合农民的医疗负担并未降低是近年来学者关注的主要问题之一。对于出现这一现象的原则，一些学者认为新农合使需求方长期压抑的医疗需求得以释放。程令国和张晔（2011）的结论支持了这一观点。而另一种观点指出，新农合医疗费用增长源自于供给方诱导需求。刘和米尔斯（1999）调查指出，超过20%阑尾炎和肺炎医疗支出是不必要的，威格斯达夫（2009）认为新农合增加了城镇中心医院昂贵设备的数量，这很可能增加患者不必要的检查。而在本书第五章中，我们深入地分析了过度医疗产生的原因，主要在于政府医疗卫生投入不足、按项目支付方式为医疗供给方诱导需求提供了便利、监管不到位以及信息化落后等原因。

由以上分析我们可知，欠发达新农合制度存在不少问题，那么那些问题是主要矛盾，那些是次要矛盾？这需要对新农合制度设计进行深刻的定性分析。

新农合制度实际上是参合农民、医疗机构以及新农合经办机构三方就医疗费用和医疗质量展开博弈的过程。在制度运行过程中，参与三方都会采取一定的行为措施，以谋取自身利益的最大化。具体来看，参合农民、医疗机构和经办机构之间存在着三个不对称博弈。

参合农民和医疗机构之间的信息不对称博弈。在这个博弈中，参合农民作为新农合制度的直接受益者，希望最少的医疗支出获得有效安全的治疗。从目前新农合运行的情况来看，参合者的健康水平显著提高，但是实际医疗支出和大病支出发生率并没有明显下降，实际医疗支出并未显著下降（雷和林，2009；程令国等，2012）。这意味着，新农合制度给参合者带来健康绩效的同时，并未显著降低参合人员的就医成本。要提高参合农民的经济利益，要么减少参合农民的参合成本，要么提高筹资水平和报销比例，或者控制医疗过程中不正当费用。

作为医疗服务提供者，医疗机构虽然名义上是非营利性机构，但在政府投入严重不足的情况下，已经成为一个以追求利润最大化为目标的经济组织。由于医生拥有专业知识，对于患者情况比较了解，信息优势使医疗机构在这一博弈过程中占据绝对的主导地位。如果外部对医疗供给方诊断过程缺乏有效的监管，出于自身经济利益最大化和医疗事故最小化的考虑，医疗供给方具有诱导需求的强烈动机。这样，大处方、高价药、住院时间延长等现象就可能存在了。因此，要控制医疗过程中不正当费用需要合理解决信息不对称问题，要么增加监管人员，要么使医疗过程透明化，或者至少过程档案化，形成对医护人员的追查压力。然而实际上，要实现对定点医疗机构的有效监管，不仅需要数量充足、知识结构合理的人员，必要的经费，完善的信息化系统，更需要经办机构拥有与其职责相对应的职权和独立的地位。目前经办机构几乎不可能达到这些要求，只能是形式上的虚位监管。

由此可见，要实现欠发达地区新农合制度的优化，需要减少参合农民的参合成本，提高筹资水平和报销比例，并以信息化程度的提高实现医疗过程透明化，增强资金使用效率。

9.2　欠发达地区新农合制度改革的路径选择与对策建议

欠发达地区的典型特征就是经济发展相对落后，群众收入水平偏低，与之相对应的是管理理念、手段和方法也相对落后。因此，解决欠发达地区新农合制度实施过程中存在的问题，就要从政府投入、机制建设以及管理手段入手，聚焦在减少参合农民的参合成本，提高筹资水平和报销比例，并以信息化程度的提高实现医疗过程透明化，增强资金使用效率。

9.2.1　降低农民缴纳金额，适当提高政府补助标准

新型农村合作医疗通过三方筹资实现资金的筹措，这其中，政府补助占主导地位。从目前我国新农合运行情况来看，近年来为了加大基金的筹措，各级政府部门采取出资三方共同提高缴费标准的方法，逐步提高参合农民的个人缴费金额，并配以一定比例的政府补助。然而，欠发达地区由于农民收入水平偏低，农民参保费用的持续快速增长若超过了他们的承受能力，将造成参合农民资金压力增大，降低新农合满意感，导致参合率下降，进而损害欠发达地区农民医疗健康保障权益。因此，为了更好地解决这种矛盾，只有加大政府的投入力度，降低农民个人缴纳费用，可以从以下两方面着手。

一是适当提高各级财政对新农合的人均补助标准。政府部门应当把对新型农村合作医疗的补贴作为一项预算内财政支出，列入国民经济和社会发展计划，确保基金及时到位，以保证基金的稳定性，并根据财政状况适当提高出资比例，同时降低农民的参保金，使农民感到用自己的一点点钱就能得到巨大的费用补助，极大提高其参保的积极性。同时，积极探索建立与经济发展水平和农民收入状况相适应的筹资机制，逐步缩小城乡基本医保制度筹资水平差距。

二是拓宽筹资渠道。政府可以鼓励一些慈善机构、社会团体、企业等组织积极捐资新型农村合作医疗，并给予相应的优惠政策，引导社会各界对新型农村合作医疗的支持，从而使更多的农民由“要我保”变为“我要保”。

9.2.2 合理调整统筹补偿方案，提高基金使用效益

补偿标准的合理与否直接关系到新型农村合作医疗运行质量的好坏。补偿标准过高，将使新农合基金透支，过低则使基金过度结余，这两者都不利于基金的安全与效益最大化。因此，在前期测算和实际运行情况分析的基础上及时修正和调整测算参数，科学测算补偿的范围，确定合理的补偿比例，并且合理地制定起付线和封顶线，确保基金使用既不超支，又能有效遏制统筹基金的沉淀，扩大农民的受益面和提高对农民的补偿程度，保证农民真正能得到实惠。

同时，以省（区、市）为单位统一制定新农合报销药品目录和诊疗项目目录，建立完善目录动态调整机制。严格控制目录外费用占比，缩小政策报销比和实际报销比之间的差距。加强门诊与住院补偿方案的衔接，适当提高门诊手术、日间手术等门诊诊疗报销比例，合理设置住院起付线或低费用段报销政策，控制门诊转住院行为。将符合条件的村卫生室、非公立医疗机构、养老机构内设医疗机构等纳入新农合定点范围，满足参合群众多样化需求。

合理引导参合农民的就医取向，一方面有利于缓解大医院“看病难、看病贵”的现状，避免造成医疗卫生资源的浪费，另一方面也有利于基层卫生院的健康发展。更重要的是，参合农民只有在基层卫生院治病，才能获得高比例补偿，新农合基金才能得到有效利用，避免因二次补偿而造成的不公平现象，发挥出其真正的惠民作用。

9.2.3 全面实施大病保险制度

全面展开利用新农合基金购买大病保险工作，尽早启动大病保险补偿兑付。以省（区、市）为单位实现城乡居民大病保险的统一政策，统一组织实施，提高抗风险能力。坚持政府主导、市场运作、群众受益和保本微利的原则，以地市或省为单位引入商业保险机构承办大病保险。各地要建立健全招标机制，规范运作。要建立健全招标机制，以地市或省为单位委托有资质的商业保险机构承办大病保险。要根据新农合基金规模、基本医保保障范围与保障水平、高额医疗费用人群分布等影响因素，科学调整大病保险筹资标准。健全以保障水平和参保人员满意度等为主要内容的商业保险机构考核评价机制，激励

商业保险机构发挥专业优势，规范经办服务行为。

鼓励各地在委托商业保险机构承办大病保险业务的基础上，将新农合基本保障经办服务工作委托商业保险公司一并负责，打通基本医保和大病保险经办服务通道，实现“一站式”全流程服务。将儿童先天性心脏病等重大疾病以按病种付费方式纳入新农合支付方式改革，先执行新农合报销政策，再按大病保险有关规定予以报销。

9.2.4 完善支付方式改革

将支付方式改革作为完善新农合制度的重点，大力推进由后付制向预付制转变。全面、系统推进按人头付费、按病种付费和总额预付等多种付费方式相结合的复合支付方式改革，在开展按病种付费方式改革的地区，将病种范围扩大到30～50种。

完善相关配套政策措施，建立严格的考核评估和质量监督体系，加强对再入院率、目录外检查用药、次均费用等核心指标的监控，防止定点医疗机构为降低成本而减少必需的医疗服务或降低服务质量。将考核从定点医疗机构延伸到个人，将医生成本控制和服务质量作为医生个人综合考核的重要内容，并与其个人收入挂钩，充分调动其控费积极性。合理拉开不同级别医疗机构起付线和报销比例的差距，引导参合农民合理就医。

9.2.5 推动建立分级诊疗制度

发挥新农合的杠杆和利益导向作用，引导形成基层首诊、双向转诊、急慢分治、上下联动的分级诊疗格局。拉大不同级别医疗机构报销比例的差距，引导患者分级、有序就诊。各地要逐步建立基层首诊和新农合转诊制度，对于在基层首诊并按规定转诊的患者，可按规定的比例报销；对于没有按照程序就医的，应当降低报销比例或不予报销医药费用，并逐步形成未经转诊不予报销的制度。畅通患者下转通道，降低或取消下转患者的起付线，引导慢性期、恢复期患者向下转诊。对于医疗联合体，可以探索采取打包付费等方式，引导联合体内的各级医疗机构形成责任和利益共同体，建立有效分工协作机制，调动其开展分级诊疗的主动性和积极性。

9.2.6 构建有效的监督机制，保证农民的监督权力

一是加强对定点医疗机构的监管。定点医疗机构的服务管理与水平是保证

医疗服务质量、控制医疗服务费用以及保障新农合制度健康、可持续发展的重要环节。政府要有针对性地加大对医疗服务市场的监管，加强对药品流通体制和流通环节的监管，保证药品的质量，降低药品的价格，控制医疗机构运行成本。同时，由于医护人员的服务素质直接影响到患者的利益，因此不仅要提高医护人员的医德素质，树立良好的职业道德，严防其利用信息优势而产生道德风险，还要建立严格的奖惩制度，特别是对于那些出现“过度医疗”和“医患勾结”等违规操作的定点医疗机构和医护人员，加大惩治力度以防止类似情形再次出现。

二是建立独立的监管机构。目前大部分新农合管理中心只负责报销单据的核对，即使有一定的监督权力，但仍然没有完全的执行权，起不到真正的监督作用。因此，必须专门设置一个监督管理机构，并制定相应的政策将其职能制度化，对新型农村合作医疗政策的贯彻执行、资金筹集、基金运行、补偿情况等进行有效监管，以次均费用、住院率、目录内药品使用比例等为主要考核指标，定期开展对定点医疗机构的考核评价，考核结果与资金拨付挂钩，并定期向社会公布。探索建立定点医疗机构信用等级管理和黑名单管理制度。定期向社会公示新型农村合作医疗基金的收支使用情况，对新型农村合作医疗运行进行分析评估，受理群众的举报和投诉，保证农民的监督权。

各地要在2013年新农合制度建设“回头看”活动的基础上，结合第二批群众路线教育实践活动，继续加强对新农合基金筹集、存储、使用等环节的监管，将监管工作落实到基层经办机构、基层医疗卫生机构。新农合基金累计结余不超过当年筹资总额的25%，当年结余不超过当年筹资总额的15%，确保基金不出现净超支现象。继续坚持新农合基金支出的县、乡、村三级公示制度，畅通群众的信访和举报渠道，及时处理群众反映的问题。广泛宣传全国人民代表大会常务委员会《关于〈中华人民共和国刑法〉第二百六十六条的解释》，对于骗取医疗保险金或其他社会保障待遇的，属于刑法规定的诈骗公私财物的行为。要发挥处理和通报典型案例的警示和震慑作用，杜绝违法违规行为。

9.2.7 建立科学的信息系统，提升基层的管理水平

通过构建从乡镇到省市庞大的信息管理系统，不仅能简化农民就诊、报销的程序，还能减轻合管办的工作量，大大提高管理效率，以免产生一些不必要的人力、物力、财力的浪费。同时，也使合管办能够时刻监测基金的运行状

况，为预测风险、防范风险与化解风险创造有利条件。一是加大对信息化建设的财政投入力度，尽快建立信息服务平台，统一软件标准，规范信息管理，提高新农合管理效率；二是地方政府要根据实际需要，给予基层政府及医疗机构相应的硬件配套措施，做到方便、实用；三是加强信息系统维护人员的培训，做到网络畅通无阻，确保信息的持续传送、接收、处理与储存，从而保证信息的完整性和准确性。

各省（区、市）要加快省级新农合信息平台建设，积极创造条件，实现与国家新农合信息平台的联通。充分利用新农合信息平台，开展异地就医费用核查工作，开展参合农民跨省异地就医结报试点工作。

附　　录

附录1　新农合课题访谈提纲——卫生局直管领导

非常感谢您在百忙之中参与我们的访谈。

新农合实施以来，农民参保率一直维持在比较高的水平，这是一个非常好的现象，说明我们政府的工作做得很到位。但是，据我了解，也存在一些问题，例如，低收入农户参不了保（没有能力上交10元的个人缴费部分）、农民工对参保很犹豫、青年人不愿意参保等，我们这里这种情况存在吗？是怎样解决的？

现在多数地区资金筹集包括五个主题，分别是国家、省、市、县、农民，我们县的出资比例是怎样的？资金的到位情况呢？

据一些媒体报道，江西省普遍新农合基金使用率在80%左右，这个水平是偏低的，直接影响到农民的受益程度。您认为，问题主要出在哪里（起付线较高，目录药品少，报销比例偏低，其他）？是不是有改进的办法？

一直以来对于新农合重点保大病的诟病不断，很多人有新农合“小病不保，大病保不了”的看法。当前，我们门诊报销和住院报销比例是怎样的？如果要将重点放在保小病上是不是可行，可能会出现什么问题？

当前我们县定点医院有多少家？主要分布情况是怎样的？当前过度医疗现象普遍存在，这直接导致医疗费用增长过快，对于新农合的运行是非常不利的。我们县情况怎么样？在新农合机制设计上有没有相应的约束措施？

基金运行和管理一直是社保事业的重心。新农合现行基金运行模式怎么样（收费—管理—报销程序）？这种模式可能存在什么问题？当前江苏省江阴市和河南省新乡市引进了保险公司参与新农合基金的日常管理，并且效果不错。在江西是不是可行？可能会出现什么问题呢？

我们了解到新农合目前比较大的一个问题是农民对政策的不了解，集中在门诊、住院报销比例政策方面。目前，我们县里新农合的宣传工作是怎样做的？有什么经验？

您认为当前制约新农合发展的最关键因素是什么？有没有哪一个县市在新农合运行中某一块做得比较好的？能够给我们提供新农合运行的具体数据（如参保率、基金使用率、门诊费用、住院费用等）？

我的问题结束了。再次感谢您！

附录 2　新农合课题访谈提纲——定点医院

非常感谢您在百忙之中参与我们的访谈。

医疗机构作为新农合运行过程中的关键主体对农村农民的医疗事业做出了很大的贡献。我代表农民对你们表示感谢。下面我有些问题向您请教。

我们县里新农合定点医院有多少家？主要分布情况是什么样的？

新农合参保农民来我们医院看病的多吗，大约占患者总量的比重是多少？我们医院医疗设施和卫生人员素质能应付日常农户的医疗需求吗？您知道其他医院的情况如何吗？

媒体上很多报道，说新农合报销目录药品种类很少。目前，新农合报销目录药品有多少种？它一般占日常用药的比例有多高，能满足农民的医疗需求吗？

一些慢性病是不是纳入了新农合的报销范围？我们当地发病率比较高的疾病有哪些？通常这些病得治疗费用是多少呢？这些病是不是都纳入了新农合的报销范围？

下面我问一个可能比较敏感的医院收入问题。一般情况下，药品销售营收入占医院总收入的比例有多高？在我们医院，新农合目录药品销售收入占药品销售总收入的比重处于什么样的水平？

据我们了解，现在新农合制度都有起付线（如门诊 200 元、住院 500 元）封顶线（2 万元）等，您认为这是不是合理？如果不合理的话，应该怎样调整？

当前过度医疗现象普遍存在，从医院角度出发也是情有可原的，但这直接导致医疗费用增长过快，对于新农合的运行是非常不利的。我们医院有没有采取一些措施防止这种现象的出现，假设出现过度医疗现象，我们医院将如何处理的？

我自己私下有一个设想。将医疗本分为报销栏和自费栏，医生在开药的时候按照相应的栏目填写药品，并且在定点医院设置咨询台。这样既方便农民对报销药品直观把握，又容易对医疗机构形成监督。同时每年对定点医疗机构进行评级，不同级别报销比例不一样，达到对医疗机构的激励。现实当中这种想法是不是可行？

最后一个问题，从医院的角度出发，您认为当前制约新农合发展的最关键因素是什么？

我的问题结束了。再次感谢您！

附录3　新农合课题访谈提纲——重点农户

非常感谢您配合我们的访谈。我们主要是希望了解新型农村合作医疗方面的情况。

2003年全国各地陆续实施了防范农民医疗风险的新型农村合作医疗，您参保了吗？

【参保农户】

您全家都参保了吗？家里收入情况怎么样？身体情况怎么样？您是基于什么考虑参加新农合的？去年交了多少钱？

谈谈您对新农户的政策了解。（医院分级报销比例、门诊能否报销、比例是多少？住院能否报销、比例是多少？起付线、封顶线知道吗？）

您或家人生病时看病方便吗？会选择到下列哪个地方进行治疗（村卫生所、乡镇医院、县级医院、市级或以上医院、私人诊所）？他们的设备医生水平怎么样？

您一年医疗费用支出通常是多少？其中门诊大概多少？住院多少？报销了多少？您知道为什么报销这么多吗？您对新农合的报销比例和金额是否满意？

您了解到其他同乡住院的多吗？有住院的，他们报销了多少？

您认为新农合的报销程序是否及时方便，手续多吗？如果可以选择报销的方式，你希望是直接减免还是先垫付，后在住院机构报，还是到固定地点报销？

参加新农合之后，你看病的次数多了吗？医疗费用有没有变化？健康意识会不会更强了？

您认为当地实施新农合还存在哪些问题？（政府宣传力度不够、参保金过高、基金使用缺乏公开、报销程序过于复杂、补偿比率低、范围窄、医疗服务设施落后、农民参合积极性不高）

总体来看，你认为新农合怎么样？你有没有从中得到实惠？明年会继续参保吗？

【未参保农户】

您为什么没有参加新农合呢？（家庭经济困难，负担不起费用；不了解新农合；目前身体健康，觉得没必要；太相信政府；觉得报销太少，效果不明显）

您了解到的其他没有参保的同乡，他们主要是因为什么没参加呢？

您觉得新农合还需要在哪些方面做得更好。

我的问题结束了。再次感谢您！

附录4　欠发达地区新型农村合作医疗制度调查问卷

先生/女士，您好！

为了更加深入的研究欠发达地区新型农村合作医疗制度，了解大家对新型农村合作医疗制度的知晓程度、对相关医疗服务的满意程度，并积极寻求新型农村合作医疗在运行过程中存在的问题，以便有针对性地提出对策建议，江西理工大学课题组特开展此次调研活动，真诚希望您能在百忙之中抽出时间填写这份调查问卷！谢谢！

注：调研数据仅用于统计分析，您填写的一切信息将绝对保密。

《欠发达地区新型农村合作医疗制度实施后存在的问题与对策研究》课题组

2011年12月

填写说明：以下问题如无特殊说明，均为单项选择，请在相应的“□”中打“√”，或在横线处写上自己认为正确的答案。

一、基本情况

1. 您的性别：

□男　　□女

2. 您的年龄：

□18岁以下　　□18~30岁　　□30~45岁　　□45~60岁　　□60岁以上

3. 您的职业：

□务农　　□个体户　　□村干部　　□外出务工　　□学生

4. 您的文化程度：

□小学及以下　　□初中　　□高中、中专或技校　　□大学及以上

5. 您的家庭成员数量：

□独居　　□2人　　□3人　　□4人

☐ 4 人以上

6. 您觉得近来自己的身体情况如何？

☐ 很好　☐ 一般　☐ 较差　☐ 很差

7. 您家里人的健康状况如何？

☐ 患有重病在身　☐ 经常患有小病

☐ 偶尔生病，但很健康　☐ 从不生病

8. 您的年均家庭收入是多少？

☐ 5000 元以下　☐ 5000～10000 元

☐ 10000～20000 元　☐ 20000 元以上

9. 您家庭今年的医疗费用总共是多少？

☐ 500 元以下　☐ 500～1000 元

☐ 1000～2000 元　☐ 2000 元以上

二、正式问卷

1. 您是否参加了新型农村合作医疗？

☐ 是。理由：☐ 减轻医药负担，为以后做打算

☐ 村镇干部的强势宣传

☐ 跟着别人一起参与

☐ 其他原因__________

☐ 否。理由：☐ 家庭经济困难，负担不起费用　☐ 不了解新农合

☐ 目前身体健康，觉得没必要　☐ 不太相信政府

☐ 觉得报销太少，效果不明显

☐ 其他原因__________

2. 您了解新型农村合作医疗制度吗？

☐ 非常了解　☐ 比较了解　☐ 了解一点点　☐ 完全不了解

3. 您是如何了解到新农合的？

☐ 乡县村干部宣传　☐ 亲朋好友邻居告知

☐ 医疗从业人员讲解　☐ 书本、电视、广播等媒体

☐ 其他__________　☐ 不了解

4. 您能接受目前所缴纳的新农合费用吗？

☐ 能接受　☐ 勉强接受　☐ 不能接受

5. 您认为新农合的缴费额度应在什么范围内比较合适？

☐ 10 元以内　☐ 11～20 元　☐ 21～30 元　☐ 31～40 元

□ 41 元以上

6. 您或您的家人生病时会选择到下列哪个地方进行治疗？

□ 村卫生所　　□ 乡镇医院

□ 县级医院　　□ 市级或以上医院

□ 私人诊所

7. 您对就诊过的新农合定点医院的服务质量满意吗？

□ 十分满意　　□ 基本满意

□ 不满意　　□ 未就诊过，不知道

8. 您认为目前的定点医疗机构还存在哪些问题？（可多选）

□ 医疗设施落后　　□ 医疗人员技术差

□ 医疗费用高　　□ 其他__________

9. 您是如何看待新农合的“保大病”与“保小病”问题？

□ 只保大病　　□ 只保小病

□ 两者都保，重点保大病　　□ 两者都保，重点保小病

10. 您认为新农合的报销程序是否及时方便？

□ 是的，方便快捷　　□ 手续比较复杂

□ 太麻烦了　　□ 不清楚

11. 您对新农合的报销比例和金额是否满意？

□ 非常满意　　□ 满意　　□ 一般　　□ 不满意

□ 非常不满意

12. 您所期望的报销方式是哪种？

□ 直接减免　　□ 先垫付，后在住院机构报

□ 到固定地点报销

13. 您们乡（村）新农合的报销情况定期公布吗？

□ 定期　　□ 偶尔　　□ 从来没有

14. 对于筹集的新型农村合作医疗基金，您认为应当设立专门的监督部门吗？

□ 应当　　□ 不应当　　□ 无所谓

15. 您认为以上监督部门应当由农民代表参加吗？

□ 应当　　□ 不应当　　□ 无所谓

16. 您对当地新农合制度的实施状况持怎样的评价？

□ 非常令人满意　　□ 大部分工作都很到位

□ 只有少数地方值得肯定　　□ 非常让人不满
□ 不太了解情况

17. 您认为当地实施新农合制度做得最好的地方有哪些?(可多选)
□ 宣传力度大　　□ 资金使用状况透明公开
□ 结报程序简洁高效　　□ 费用报销比率高
□ 定点医疗机构服务质量好　　□ 其他__________

18. 您认为当地实施新农合还存在哪些问题?(可多选)
□ 政府宣传力度不够　　□ 参保金过高
□ 基金使用缺乏公开　　□ 报销程序过于复杂
□ 补偿比率低,范围窄　　□ 医疗服务设施落后
□ 组织管理功能不强　　□ 农民参合积极性不高
□ 其他__________

19. 您认为参加新农合在缓解“因病致贫”方面是否起到作用?
□ 参合费用加重了经济负担　　□ 和原先没有区别
□ 减轻了经济负担,但效果不显著　□ 明显减轻经济负担

20. 您参加了新农合后,个人的医疗情况有何改变?(请参保的人回答)
(1)看病次数方面:
□ 明显增加　□ 有些增加　□ 没有变化　□ 反而减少
(2)医疗费用方面:
□ 明显增加　□ 有些增加　□ 没有变化　□ 反而减少
(3)身体情况方面:
□ 明显增强　□ 有些增强　□ 没有变化　□ 反而减弱
(4)健康意识方面:
□ 明显增强　□ 有些增强　□ 没有变化　□ 反而减弱

21. 您是否享受过新农合带来的好处?
□ 有参保,并且享受过　　□ 有参保,但未曾享受过
□ 没有参保

22. 您所享受过的新农合好处最多的是在哪方面?
□ 免费体检　　□ 门诊报销
□ 药品报销　　□ 住院费报销
□ 手术费报销　　□ 未享受过

23. 您对新型农村合作医疗制度的总体评价是:

□ 很好　　　　　□ 一般　　　　　□ 不好

24. 明年您是否还会继续参加新农合？

□ 是　　　　　□ 否　　　　　□ 不确定

25. 您对新农合制度的实施还有什么具体的意见与建议？

参考文献

[1] Adam Wagstaff, Magnus Lindelow, Gao Jun, Xu Ling, Qian Juncheng. Extending Health Insurance to the Rural Population: An Impact Evaluation of China's New Cooperative Medical Scheme [J]. Journal of Health Economics 2009, (28).

[2] Brownph, BRAUWAD, 都阳. 新型农村合作医疗与农户消费行为 [J]. 中国劳动经济学, 2009 (11).

[3] David Hemenway. Demand Inducement and the Physician Patient Relationship [J]. Economic Inquiry, 1998 (2): 281-298.

[4] Dietzenbacher E., Stage J. Mixing Oil and Water? Using Hybrid Input-output Tables in a Structural Decomposition Analysis [J]. Economic Systems Research, 2006, 18 (1).

[5] Evans, R. Supplier-induced Demand: Some Empirical Evidence and Implications [M]. Perlman, ed. the Economics of Health and Medical Care, London: Macmillan, 1974.

[6] Feldstein. The Rising Price of Physician Services [J]. The Review of Economics and Statistics, 1970, 52 (2): 121-133.

[7] Fuchs. The Supply of Surgeons and the Demand for Operations [J]. The Journal of Human Resource. 1978, 13 (1): 35-36.

[8] Gakidou, E., Lozano, R. Assessing the effect of the 2001-2006 Mexican health reform: an interim report card [J]. The Lancet, 368 (9550), 2006.

[9] H. Wang et al. Adverse Selection in a Voluntary Rural Mutual Health Care Health Insurance Scheme in China. [J]. Social Science & Medicine, 2006, (63).

[10] Jowett, M., Contoyannis, P., Vinh, N. D., The Impact of Public Voluntary Health Insurance on Private Health Expenditures in Vietnam [J]. Social Science & Medicine. 2003, 56 (2).

[11] Knaul, F. M. , Arreola-Ornelas, H. , Mendez-Carniado, O. , Bryson-Cahn, C. , Barofsky, J. , Maguire, R. , Miranda, M. , Sesma, S. , Health System Reform in Mexico: Evidence is Good for Your Health System: Policy Reform to Remedy Catastrophic and Impoverishing Health Spending in Mexico [J] . The Lancet, 368 (9549), 2006.

[12] Lairson, D. R. , Hindson, P. , Hauquitz, A. Equity of Health Care in Australia [J] . Social Science and Medicine, 1995 (4).

[13] Lei, X. , W. Lin. The New Cooperative Medical Scheme in Rural China: Does More Coverage Mean More Service and Better Health? [J] . Health Economics, 2009 (18).

[14] Leontief Wassily W. The Structure of the American Economy: 1919 - 1939 [M] . White Plains, N. Y. : International Arts and Sciences Pr. , Inc. , 1951.

[15] Liu, X. , Mills, A. , Evaluating payment mechanisms: how can we measure unnecessary care? [J] . Health Policy and Planning, 1999, 14 (4), 409 - 413.

[16] Reinhardt, U. E. Economists in health care: saviors or elephants in a porcelain shop [J] . The American Economic Review, 1989, 79 (5).

[17] Rice, Thomas H. Impact of Changing Medicare Reimbursement Rates on Physician—Induced Demand [J] . Medical Care, 1983 (21): 803 - 815.

[18] Rizzo, J. A. , D. Blumenthal. Is the target income hypothesis an economic heresy [J] . Medical Care Research and Review, 1996, 53 (3): 243 - 266.

[19] Sepehri, A. , Sarma, S. , Simpson, W. , Does non-profit health insurance reduce financial burden? Evidence from the Vietnam Living Standards Survey Panel [J] . Health Economics, 2006, 15 (6).

[20] Shain, Max. , Roemer, Milton I. Hospital Costs Relate to the Supply of Beds [J] . Modem Hospital, 1959, (92): 71 - 73.

[21] Stano, M. A Clarification of Theories and Evidence on Supplier-induced Demand for Physicians' Services [J] . Journal of Human Resources, 1987, (22), 611 - 620.

[22] Wagstaff, A. , M. Lindelow, J. Gao L. Xu and J. Qian. Extending Health Insurance to The Rural Population: An Impact Evaluation of China's New Co-

operative Medical Scheme [J]. Journal of Health Economics, 2009, 28 (1).

[23] Wagstaff, A., Pradhan, M., Health Insurance Impacts on Health and Nonmedical Consumption in a Developing Country [R]. Policy ResearchWorking Paper 3563. 2005, World Bank, Washington, D. C.

[24] Yip, Winnie C. Physician response to Medicare fee reductions: changes in the volume of coronary artery bypass graft (CABG) surgeries in the Medicare and private sectors [J]. Journal of Health Economics, 1998 (17): 675 – 699.

[25] ZELDESS. Optimal consumption with Stochastic Income: Deviations from Certainty Equivalence [J]. Quarterly Journal of Economics, 1989, 104 (2): 275 – 298.

[26] 白重恩，李宏彬，吴斌珍．医疗保险与消费：来自新型农村合作医疗的证据 [J]．经济研究，2012 (2).

[27] 蔡伟贤，朱峰．“新农合”对农村居民耐用品消费的影响 [J]．数量经济技术经济研究，2015 (5).

[28] 曾明，张永美．农民参与新型农村合作医疗的意愿及其决定因素——广西柳城县沙浦镇实证研究 [J]．天津行政学院学报，2007 (2).

[29] 车路，张伟．我国新型农村合作医疗管理信息化探索 [J]．菏泽学院学报，2009 (2): 127 – 129.

[30] 陈迎春，吴妮娜，王莉杨．新型农村合作医疗需方筹资风险分析 [J]．中国卫生经济，2006 (5).

[31] 程景民，程海明．建设和完善山西省新农合信息系统的思考 [J]．山西农业大学学报（社会科学版），2010 (5): 44 – 46.

[32] 程令国，张晔．“新农合”：经济绩效还是健康绩效？[J]．经济研究，2012 (1).

[33] 褚志亮．新农合医疗费用控制研究——针对参合农民角度 [J]．中国乡镇企业会计，2011 (1): 7 – 8.

[34] 淡丽丽．新农合运行监管中存在的问题及对策研究 [J]．传承，2013 (7): 144 – 145.

[35] 邓大松，吴小武．论我国新型农村合作医疗制度中政府的作用 [J]．江西社会科学，2006 (5).

[36] 丁继红，应美玲，杜在超．我国农村家庭消费行为研究——基于健康风险与医疗保障视角的分析 [J]．金融研究，2013 (10).

[37] 段华．新型农村合作医疗问题与对策研究——基于永州市零陵区的调查 [J]．湖南农业大学学报，2009，10 (5).

[38] 樊潇彦，袁志刚，万广华．收入风险对居民耐用品消费的影响 [J]．经济研究，2007 (4).

[39] 方黎明，顾昕．突破自愿性困局：新型农村合作医疗中参合的激励机制与可持续发展 [J]．中国农村观察，2006 (4).

[40] 干春晖，周习，郑若谷．不完美信息、供给者诱导需求与医疗服务质量 [J]．财经研究，2007 (8).

[41] 高利平．山东省新型农村合作医疗调查研究 [J]．人口学刊，2006 (1).

[42] 高梦滔．新型农村合作医疗与农户储蓄：基于8省微观面板数据的经验研究 [J]．世界经济，2010 (4).

[43] 葛忠良．现代信息技术与新型农村合作医疗应用研究 [J]．中国信息界，2006 (5).

[44] 顾昕，方黎明．自愿性与强制性之间——中国农村合作医疗的制度嵌入性与可持续性发展分析 [J]．社会学研究，2004 (5).

[45] 郭朝先．中国二氧化碳排放增长因素分析——基于 SDA 分解技术 [J]．中国工业经济，2010 (12).

[46] 国家卫生部．关于新型农村合作医疗信息系统建设指导意见 [Z]．2006.

[47] 韩艳萍．浅析如何完善新型农村合作医疗制度 [J]．中国集体经济，2012 (4).

[48] 江里程，林峰，范国富．“就诊人头”指标在医疗保险费用结算中的应用 [J]．镇江医改，2003 (3).

[49] 蒋翠珍，陈国泳，谢良章．欠发达地区“新农合”制度实施中的问题及对策分析——以江西省赣县为例 [J]．江西社会科学，2012 (5).

[50] 蒋翠珍．基于面板数据的新农合费用控制机制分析 [J]．华南农业大学学报，2012 (4).

[51] 焦克源，侯春燕，李魁．公平与效率视角下新农合二次补偿制度的困境与出路——基于甘肃省的调查研究 [J]．人口与发展，2011 (5).

[52] 解垩．与收入相关的健康及医疗服务利用不平等研究 [J]．经济研究，2009 (2).

[53] 金友清．新农合基金运行中存在的问题及建议［J］．业务探索，2010（4）．

[54] 李德玲．过度医疗的成因与对策［J］．医学与哲学，2003（9）．

[55] 李景华．SDA模型的加权平均分解法及在中国第三产业经济发展分析中的应用［J］．系统工程，2004（9）．

[56] 李军山，周世新，赵敏．“药价虚高”与医疗行为的经济学分析［J］．价格月刊，2008（4）．

[57] 厉以宁．区域发展新思路［M］．北京：经济日报出版社，2000（1）．

[58] 林晨．中部地区农民参加农村新型合作医疗的影响因素分析——山西省寿阳县的调查［J］．农业经济问题，2007（1）．

[59] 蔺丰奇．农村新型合作医疗制度的农民意愿及改进对策——以河北省为例［J］．经济与管理，2008，22（12）．

[60] 刘宝，胡善联．收入相关健康不平等实证研究［J］．卫生经济研究，2003（1）．

[61] 刘保珺．我国产业结构演变与经济增长成因的初评分析［J］．现代财经，2007（2）．

[62] 刘兰芳．浅谈新农合基金管理中存在的风险及应对措施［J］．行政事业资产财务，2012，10（20）．

[63] 刘启栋．认同尴尬折射出制度缺陷——漫谈新型农村合作医疗的制度缺陷及对策［J］．卫生经济研究，2005（5）．

[64] 刘艳，颜亮．农村医疗信息化问题探讨［J］．现代农业，2007（10）．

[65] 柳清瑞，宋丽娟，胡家诗．中国新型农村合作医疗的问题与破解之策——基于辽宁省辽阳市的调查［J］．经济体制改革，2007（4）．

[66] 卢继泽．浅谈新农合运行中存在的问题及对策［J］．中外健康文摘，2011（39）．

[67] 栾大鹏，欧阳日辉．新型农村合作医疗对我国农民消费影响研究［J］．人口与经济，2012（2）．

[68] 罗奎，聂春雷，戴伟．重庆市黔江区新型农村合作医疗中混合支付方式效果分析与评价［J］．中国医院管理，2007（8）．

[69] 骆祚炎．城镇居民金融资产与不动产财富效应的比较分析［J］．数

量经济技术经济研究，2007（11）.

[70] 雒明敏，余兴厚．新型农村合作医疗中的“逆向选择”与“道德风险”问题［J］．经济视角，2011（11）.

[71] 马双，臧文斌，甘犁．新型农村合作医疗与农村居民食物消费的影响分析［J］．经济学，2010（1）.

[72] 马晓春．农民政治参与在新农村建设中的价值功能与关键点［J］．求索，2006（11）.

[73] 毛正中，蒋家林．我国诱导需求的数量估计［J］．中国卫生经济，2006（1）.

[74] 聂丽，吴焕．新农合基金监管中存在的问题及对策［J］．河南职工医学院学报，2013，25（1）.

[75] 宋辉，王爱民．利用结构分解技术（SDA）建立投入产出偏差分析模型［J］．数量经济技术经济研究，2004（5）.

[76] 宋瑞礼．中国经济增长机理解释——基于投入产出SDA方法［J］．经济经纬，2012（2）.

[77] 孙柏英．公民参与形式的类型及其适用性分析［J］．中国人民大学学报，2005（5）.

[78] 孙光禹．新农合存在的问题及对策研究［J］．现代医院，2011，11（2）.

[79] 孙庆九，宋勇，等．关于新型农村合作医疗信息化建设的探讨［J］．中国卫生经济，2004（3）.

[80] 王保真，钟建威．医疗保险中的费用支付制度分析［J］．中国卫生经济，2001（11）.

[81] 王怀明，尼楚君，王翌秋．农村居民收入和收入差距对健康的影响分析——基于医疗服务配置与利用视角［J］．农业技术经济，2011（6）.

[82] 王健．浅谈新农合基金运行中存在的风险及对策［J］．绿色财会，2013（11）.

[83] 王晶．新农合基金运行中存在的问题及对策研究［J］．中国卫生经济，2008，27（9）.

[84] 王雷，王光栋，叶仁荪．对我国地区发达程度划分方法的研究［J］．统计与决策．2006（2）.

[85] 王秀芬．信息化建设在新农合中的作用［J］．工企医刊，2012

(1).

[86] 王艳玲. 新农合与中国农民食物消费：经验判断和实证研究 [J]. 广西社会科学, 2014 (5).

[87] 王翌秋, 雷晓燕. 中国农村老年人的医疗消费与健康状况：新农合带来的变化 [J]. 南京农业大学学报 (社会科学版), 2011 (2).

[88] 魏冠辉, 陈翠莹. 新型农村合作医疗基金运行中存在的问题及对策 [J]. 消费导刊, 2013 (1).

[89] 吴敏娟. 欠发达地区新型农村合作医疗制度研究——以松阳县为例 [D], 浙江师范大学硕士学位论文, 2008.

[90] 吴照云, 彭润中等. 欠发达地区产业竞争力分析 [M]. 北京：经济管理出版社, 2001.

[91] 项莉, 宋培培, 刘永华. 新型农村合作医疗二次补偿必要性分析 [J]. 中国卫生经济, 2008 (4).

[92] 肖云, 孙晓锦. 新型农村合作医疗资金筹集机制研究 [J]. 重庆大学学报 (社会科学版), 2010, 16 (5).

[93] 徐珊珊, 高倩倩, 宁博. 博弈论视角下新型农村合作医疗对农村居民医疗消费行为偏好影响分析 [J]. 中国卫生经济, 2013 (3).

[94] 徐燕梅. 网络环境下的新农合管理信息系统的应用与体会 [J]. 中国医疗设备, 2011 (3).

[95] 颜媛媛, 等. 新型农村合作医疗的实施效果分析——来自中国5省101个村的实证研究 [J]. 中国农村经济, 2006 (5).

[96] 杨伟民. 对我国欠发达地区的界定及其特征分析 [J]. 经济改革与发展, 1997 (4).

[97] 姚岚, 聂春雷, 刘运国. 论我国农村医疗机构按病种可行性模式构建 [J]. 中国医院管理, 2007 (7).

[98] 叶慧, 谢冰. 农户参加新型合作医疗的影响因素分析——基于少数民族贫困地区的个案调查 [J]. 统计研究, 2008 (10).

[99] 尹志芳. 新型农村合作医疗面临的问题和对策思考 [J]. 经济问题, 2007 (2).

[100] 游茂. 新型农村合作医疗信息系统建设存在的问题及建议 [J]. 卫生经济研究, 2009 (3).

[101] 玉东. 浅谈新型农村合作医疗信息系统建设 [J]. 中国卫生信息

管理杂志，2008（3）.

［102］袁鹏，程施，刘海洋．国际贸易对我国 CO_2 排放增长的影响——基于 SDA 与 LMDI 结合的分解法［J］．经济评论，2012（1）.

［103］岳爱，杨常芳，田新，史耀疆，罗仁福，易红梅．新型农村社会养老保险对家庭日常费用支出的影响［J］．管理世界，2013（8）.

［104］张颢．新型农村合作医疗制度面临的筹资问题及对策［J］．时代报告：学术版，2012（3）.

［105］张秋芳．新农合基金运行中存在的问题及对策分析［J］．中国经贸，2014（9）.

［106］张仁伟．我国农村贫困地区医疗服务及利用的影响因素分析［J］．中国农村卫生事业管理，2000（2）.

［107］张秀莲．从信息化视角分析农村合作医疗管理系统的设计［J］．西部财会，2010（2）.

［108］张友国．经济发展方式变化对中国碳排放强度的影响［J］．经济研究，2010（4）.

［109］赵海虹．山西新农合制度运行中存在的问题及对策思考［J］．中共山西省直机关党校学报，2014（3）.

［110］周良荣．医生诱导需求的经济学分析［J］．广东社会科学，2007（6）.

［111］朱朝伦．农村合作医疗面临的问题和对策［J］．卫生软科学，2009，23（6）.